恐龙兄妹视力大作战

献给我亲爱的

小胖和妞妞

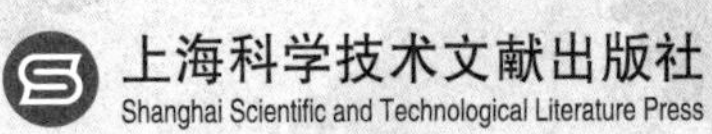

上海科学技术文献出版社
Shanghai Scientific and Technological Literature Press

鸣谢：上海市科学技术委员会科普项目（19DZ2340500） 唐仲英基金会

图书在版编目（CIP）数据

恐龙兄妹视力大作战 / 郑克，韩宜男主编；许蕾绘制．—上海：上海科学技术文献出版社，2022
ISBN 978-7-5439-8419-6

Ⅰ．①恐… Ⅱ．①郑…②韩…③许… Ⅲ．①近视—防治—儿童读物 Ⅳ．① R778.1-49

中国版本图书馆 CIP 数据核字 (2021) 第 181056 号

扫码观看动画片

责任编辑：徐 静

恐龙兄妹视力大作战
KONGLONG XIONGMEI SHILI DAZUOZHAN
周行涛 瞿小妹 主审 郑 克 韩宜男 主编 许 蕾 绘制
出版发行：上海科学技术文献出版社
地 址：上海市长乐路 746 号
邮政编码：200040
经 销：全国新华书店
印 刷：上海新开宝商务印刷有限公司
开 本：787mm×1092mm 1/16
印 张：3
版 次：2022 年 1 月第 1 版 2022 年 1 月第 1 次印刷
书 号：ISBN 978-7-5439-8419-6
定 价：39.80 元
http://www.sstlp.com

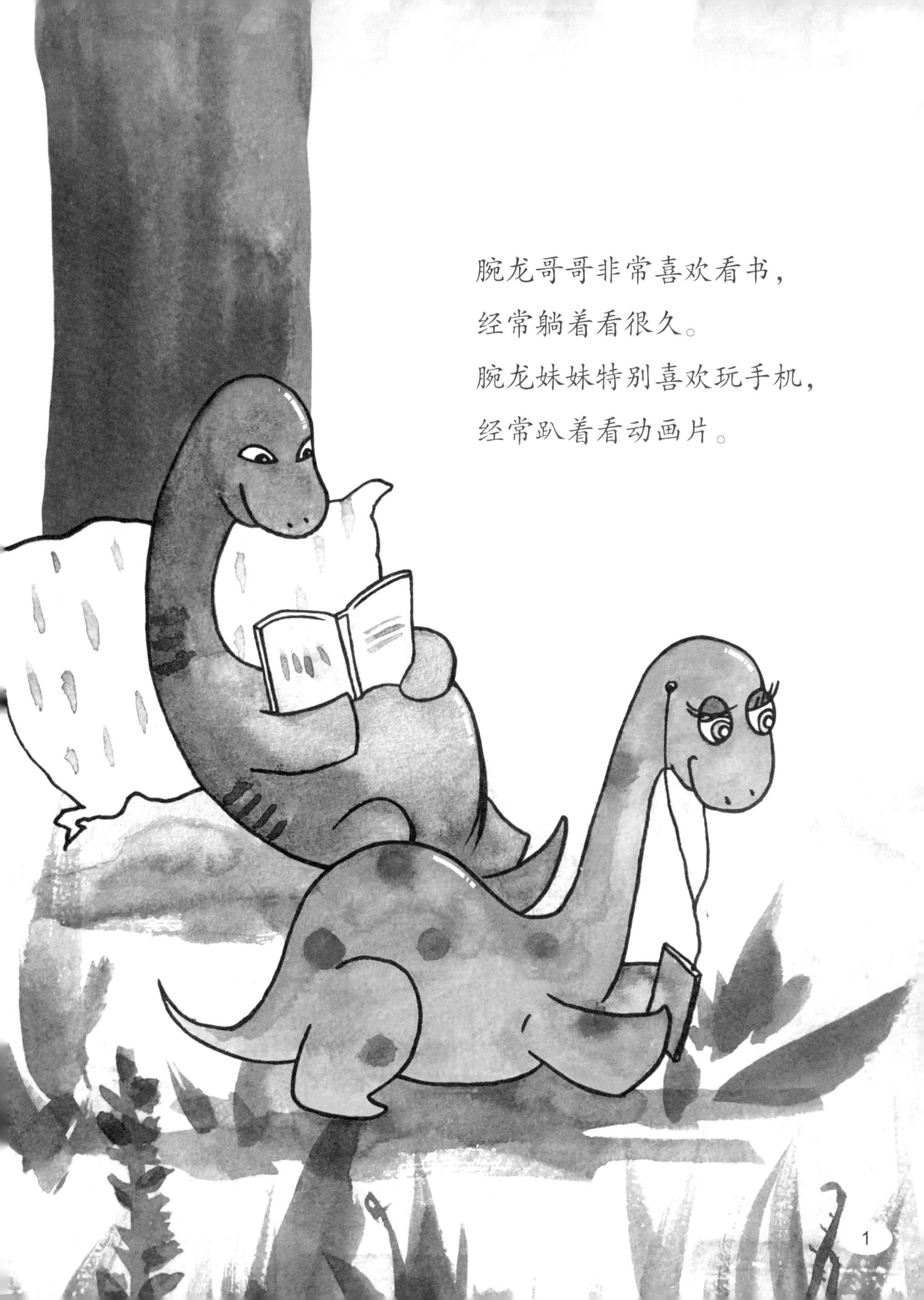

腕龙哥哥非常喜欢看书，
经常躺着看很久。
腕龙妹妹特别喜欢玩手机，
经常趴着看动画片。

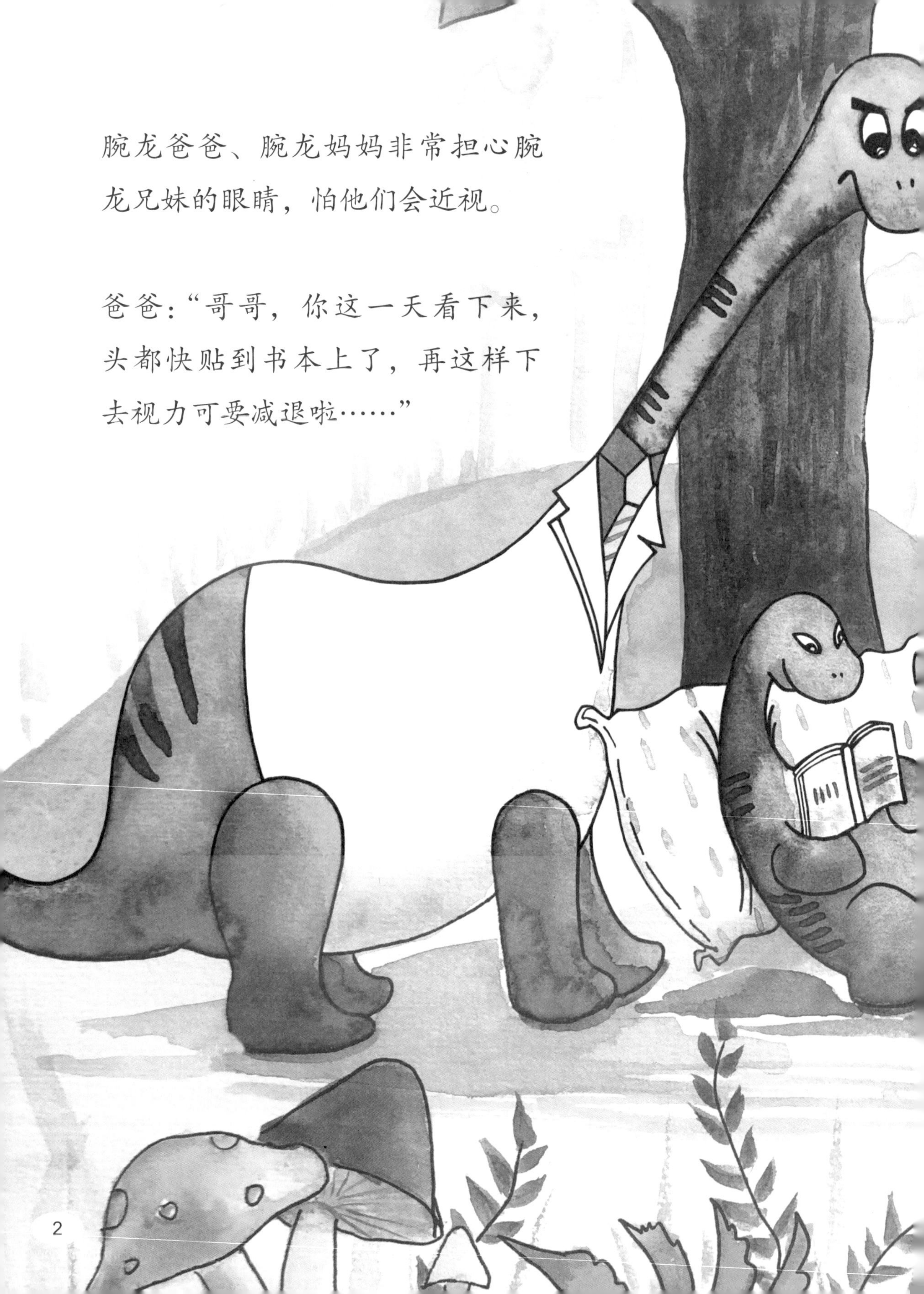

腕龙爸爸、腕龙妈妈非常担心腕龙兄妹的眼睛，怕他们会近视。

爸爸：“哥哥，你这一天看下来，头都快贴到书本上了，再这样下去视力可要减退啦……”

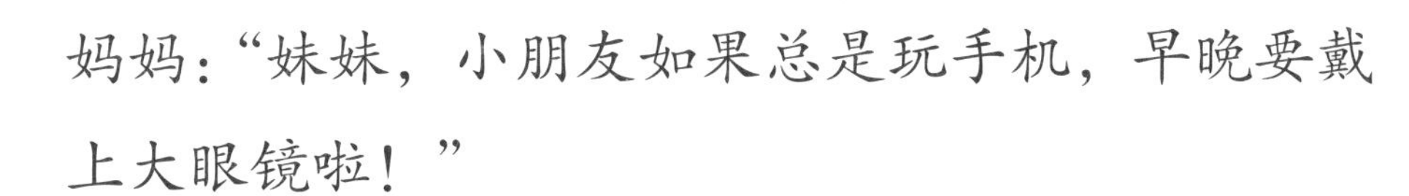

妈妈:“妹妹，小朋友如果总是玩手机，早晚要戴上大眼镜啦！”

哥哥:“知道啦知道啦，看完这页我就不看啦！”

妹妹:“马上马上，等这集结束，我保证不玩了。”

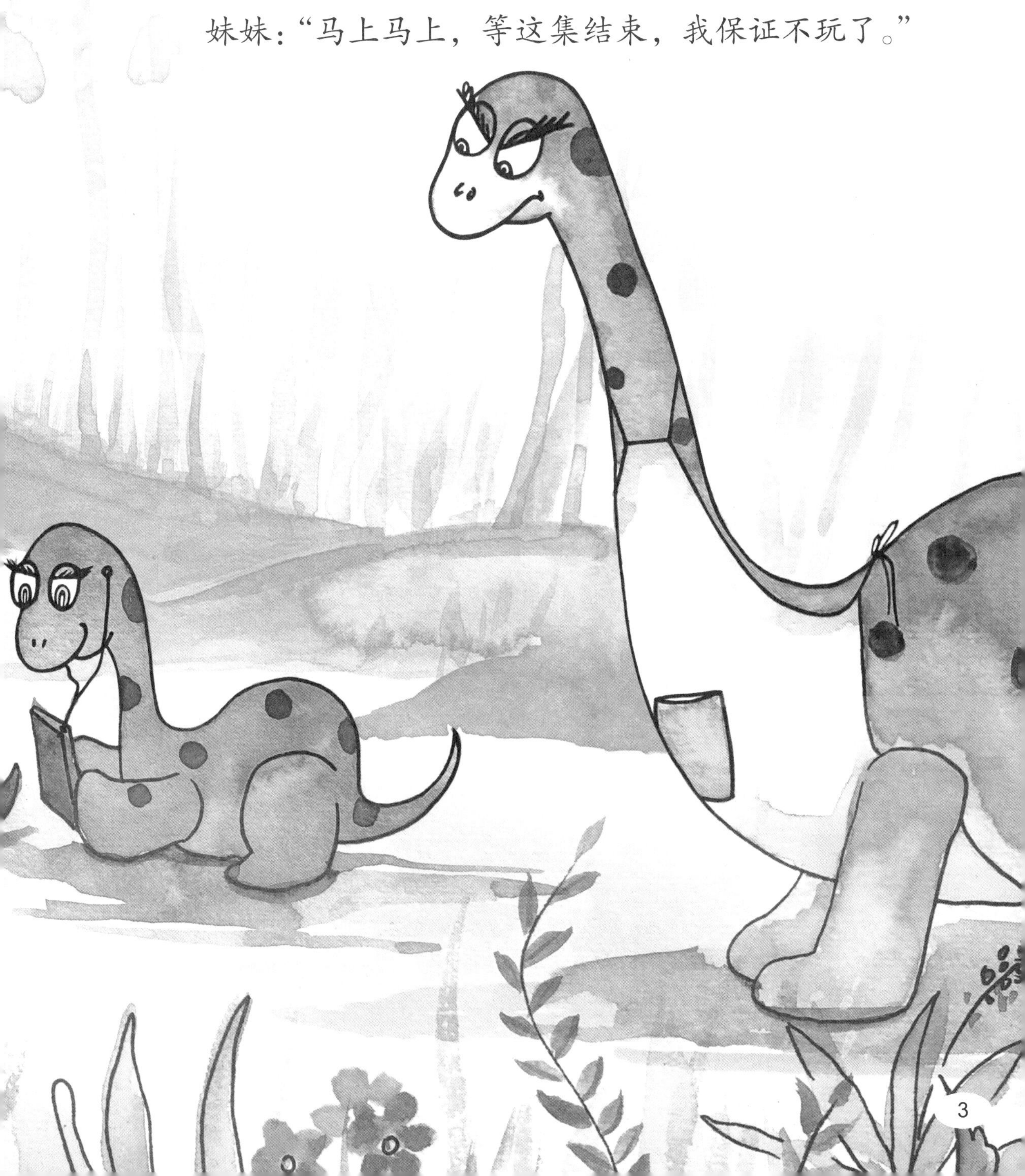

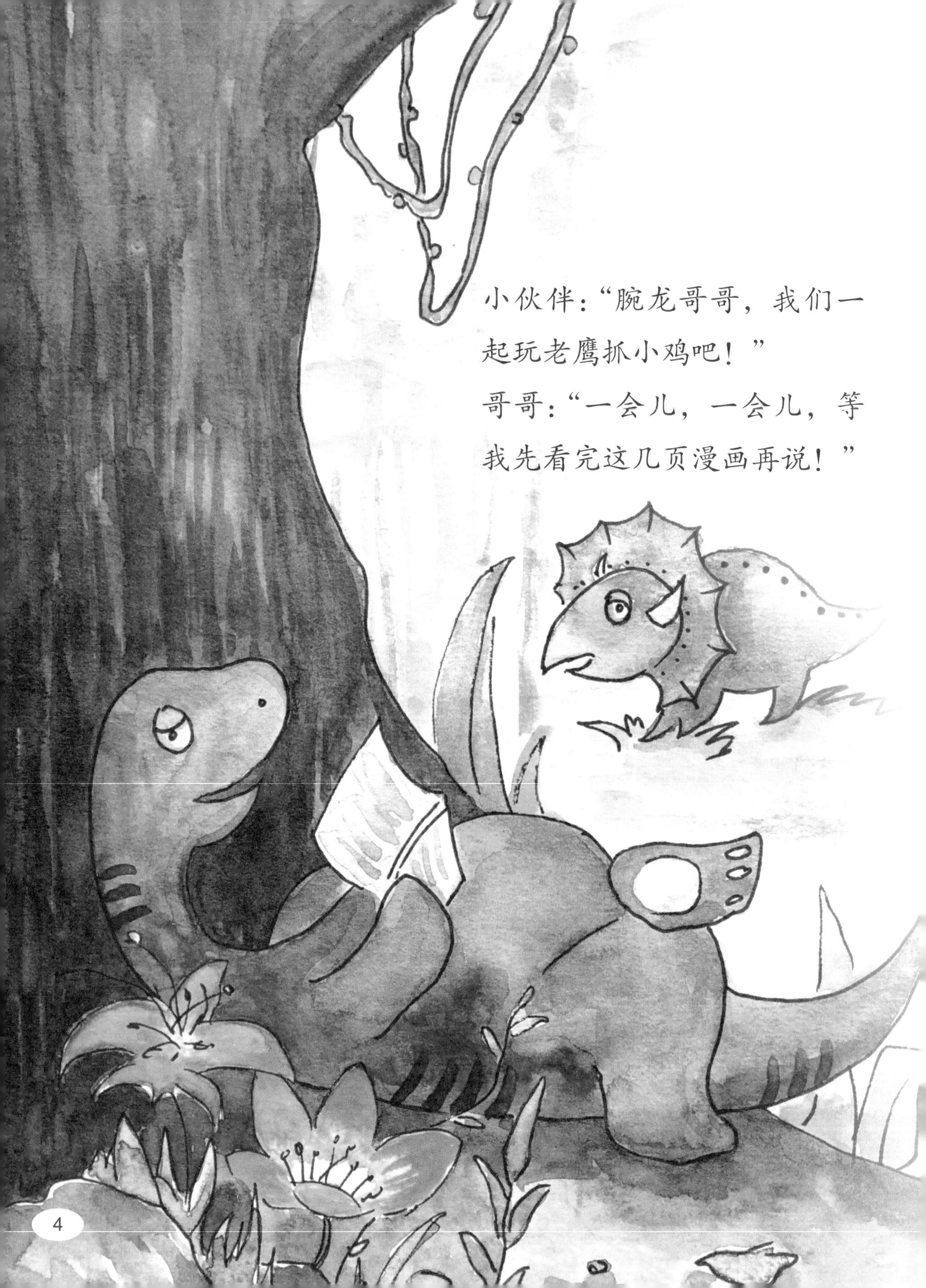

小伙伴：“腕龙哥哥，我们一起玩老鹰抓小鸡吧！”

哥哥：“一会儿，一会儿，等我先看完这几页漫画再说！”

小伙伴：“腕龙妹妹，你哥哥现在没空，那我们先玩吧。”

妹妹：“哎呀，我正在玩游戏呢！等结束再说吧。”

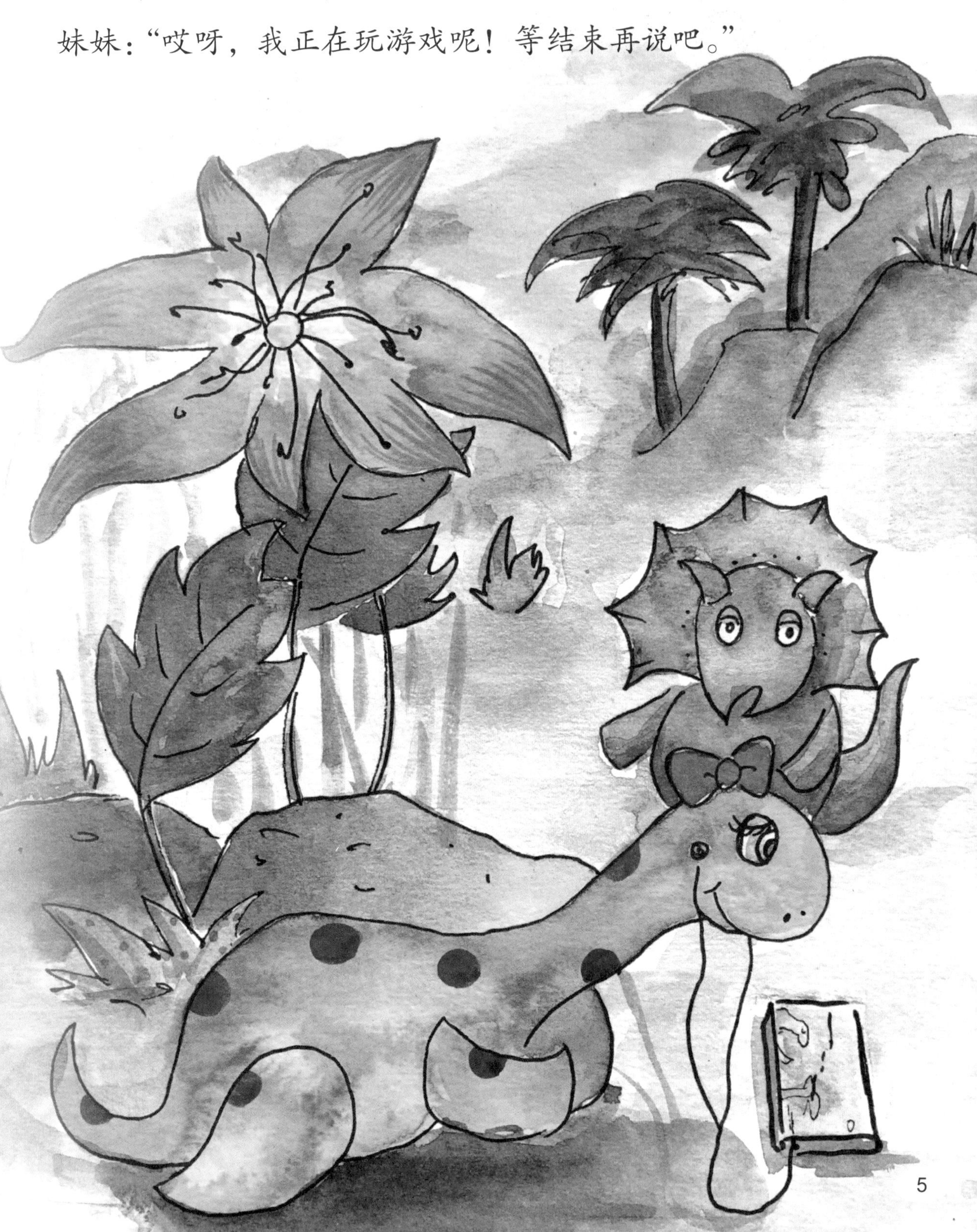

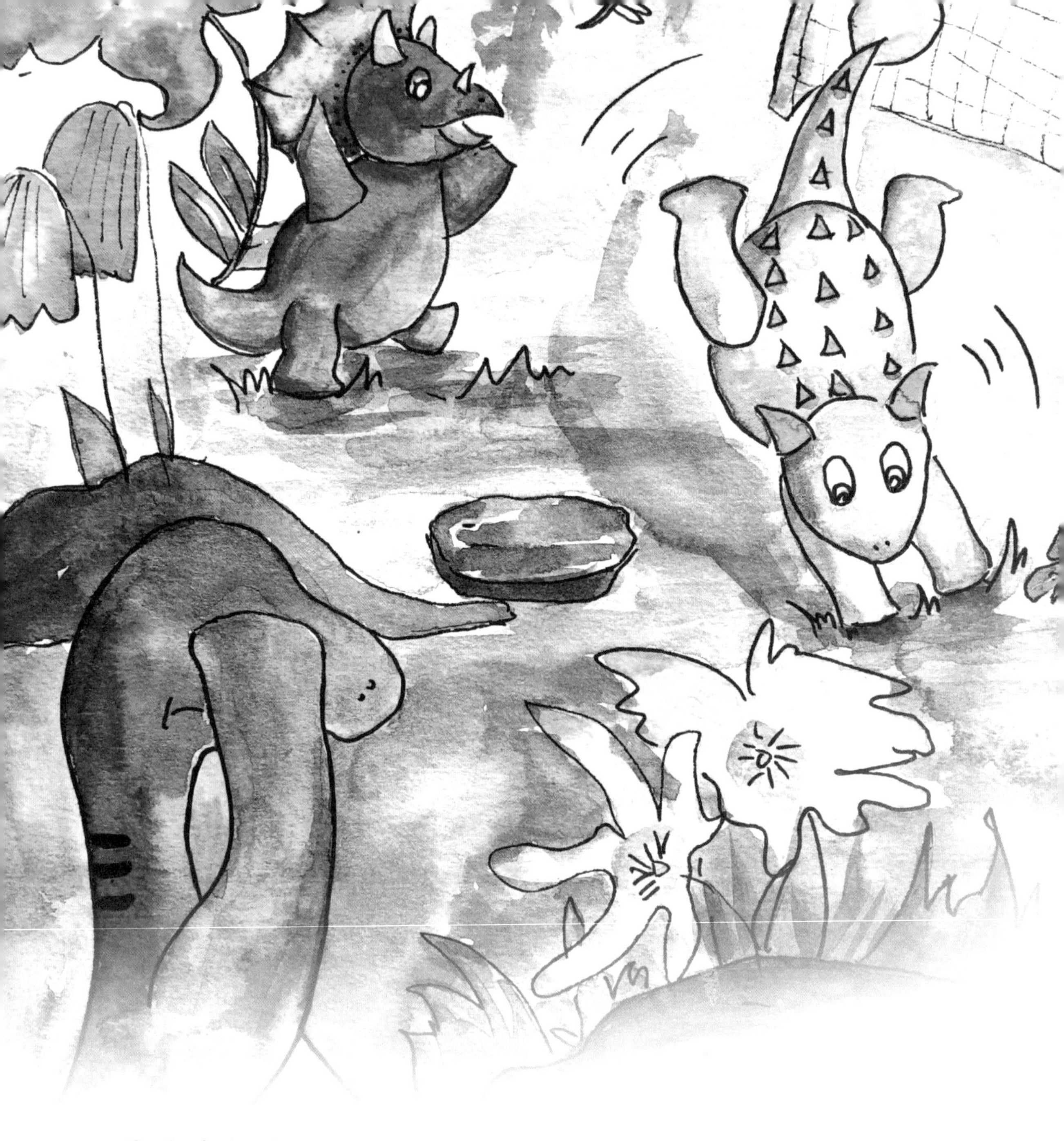

哥哥看书看得太累了，不知不觉睡着了，睡梦中他听到小伙伴们在叫他：“腕龙哥哥，快来玩捉迷藏吧！”

哥哥：“我来了，我来了……咦……这是太阳下山了吗？我怎么看着你……嗯……轮廓都是虚的呢？”

哥哥：“咦？是因为天黑了吗？三角龙平时最喜欢躲在这里，这次怎么不见了呢？”

三角龙躲在一旁捂着嘴笑。

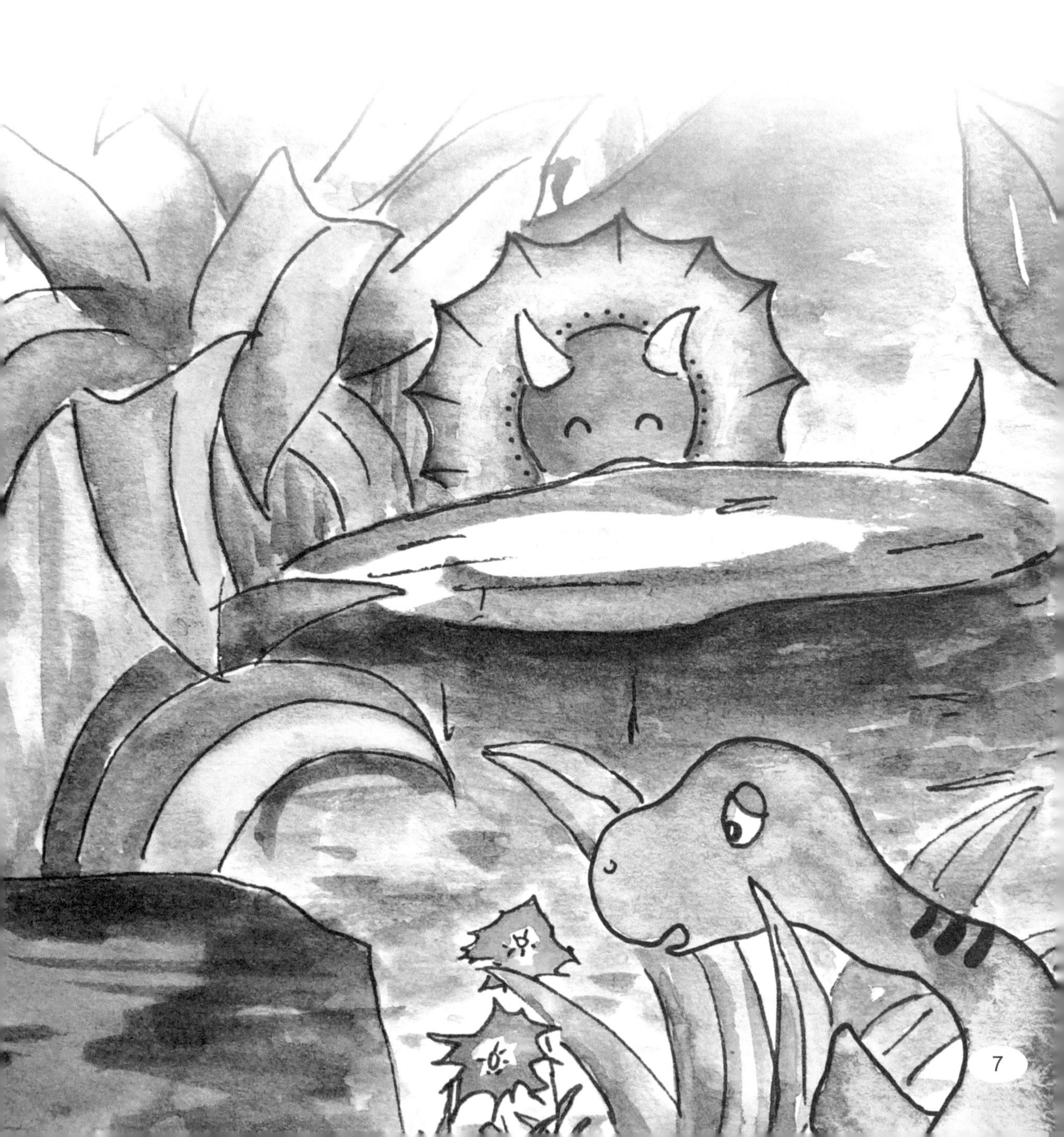

哥哥："小甲龙今天居然没有躲在灌木丛？"

小甲龙："嘿嘿，我就在这里，腕龙哥哥没发现哟！"

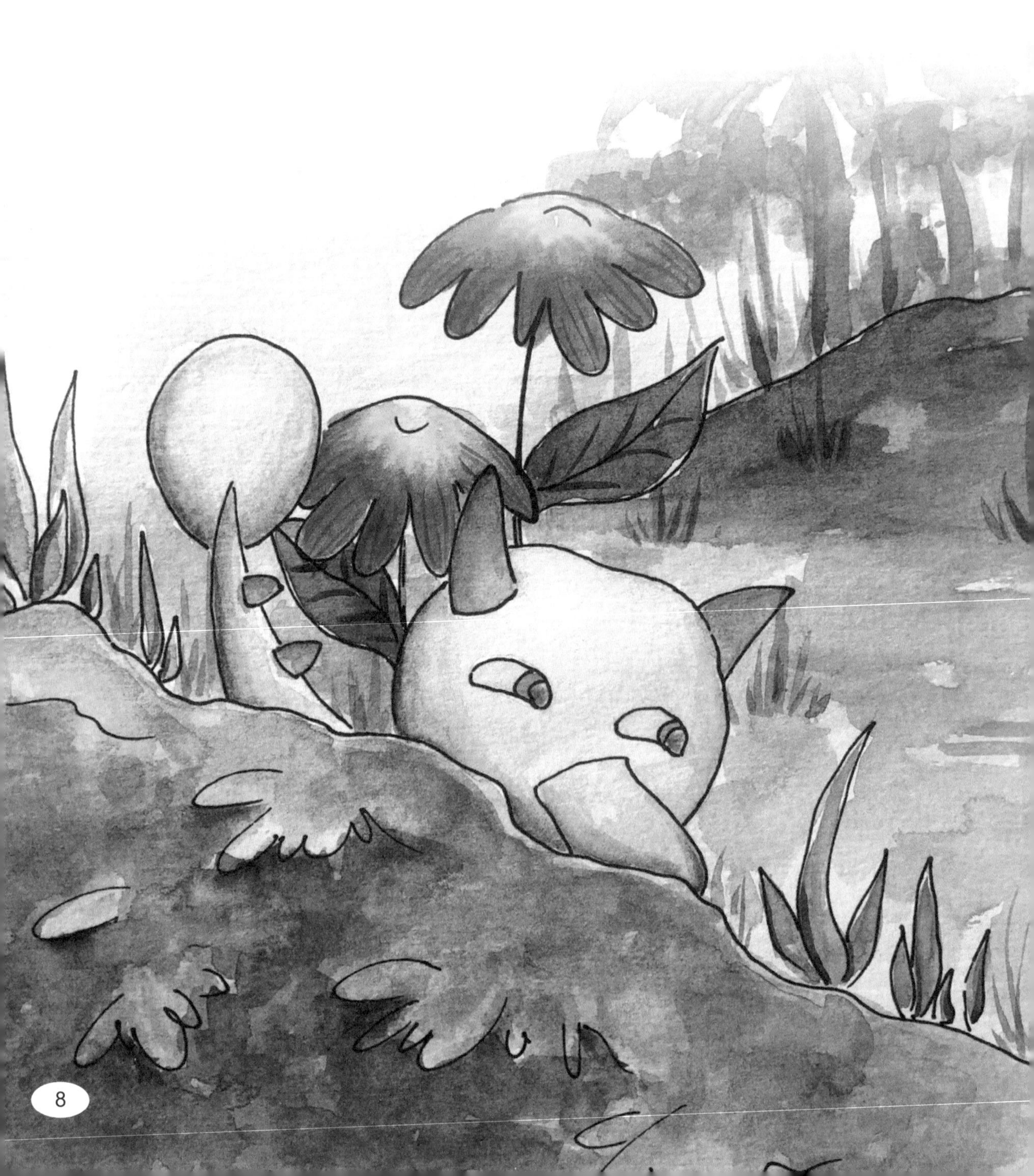

哥哥:“谁啊? 谁躲在这里，害得我都摔倒了!”

三角龙:“腕龙哥哥，你今天怎么啦? 是眼睛看不见吗?”

哥哥:“可能是书看多了吧，我要去借副眼镜了!”

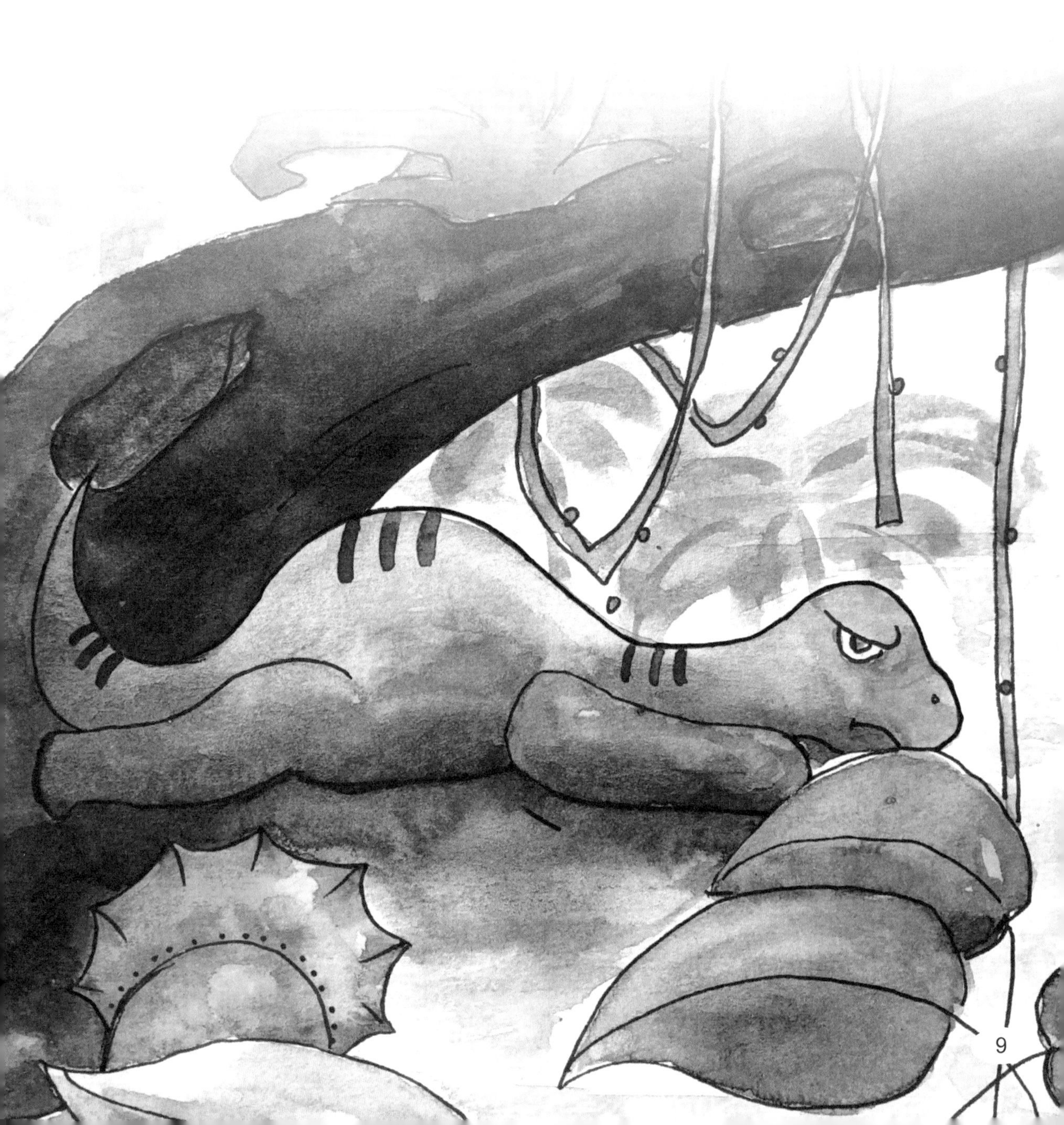

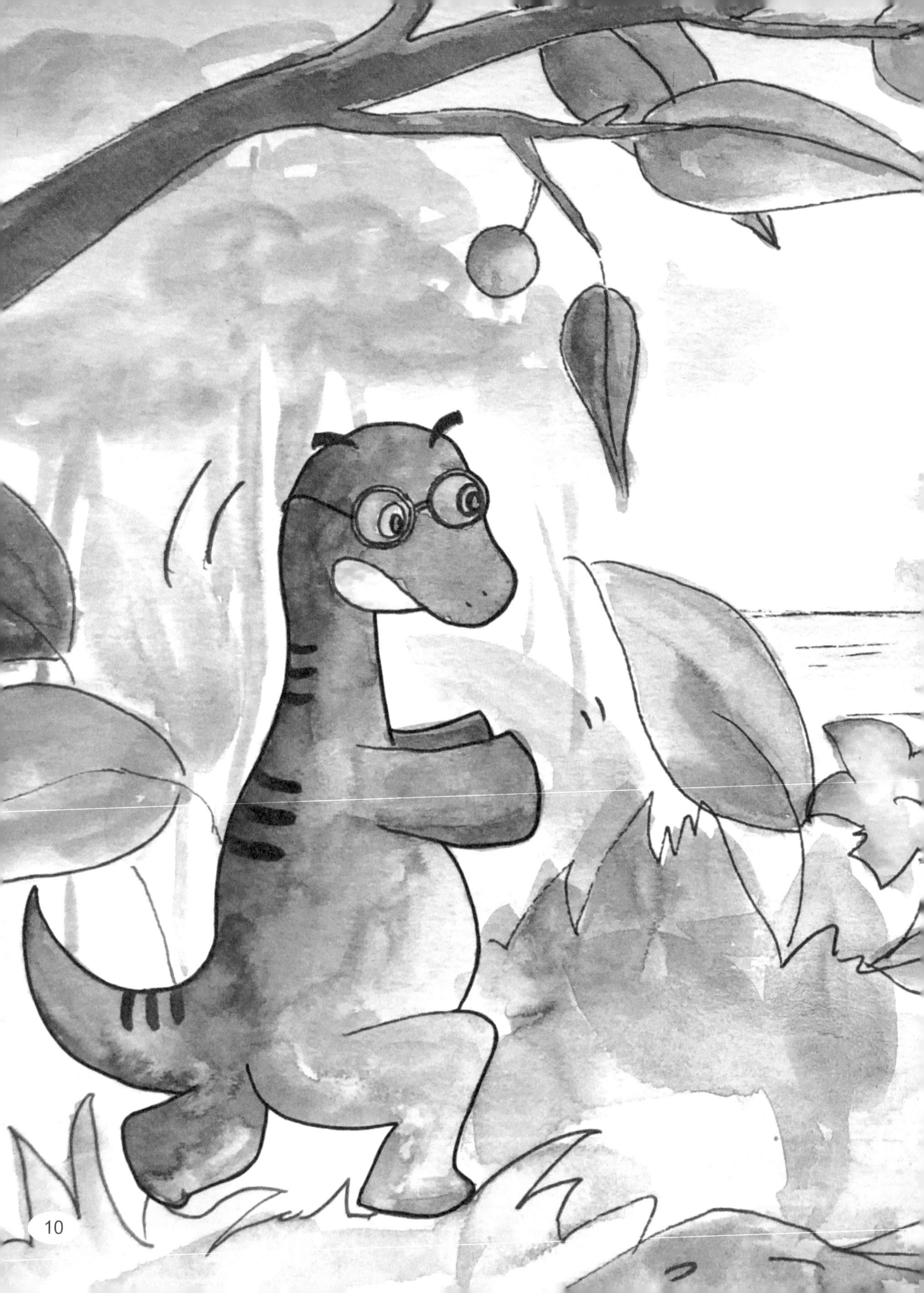

哥哥戴上了一副眼镜:“哇，这下看清楚了！三角龙，你不要跑，我找到你了！”

三角龙:“你追得上我，才算你赢了！”

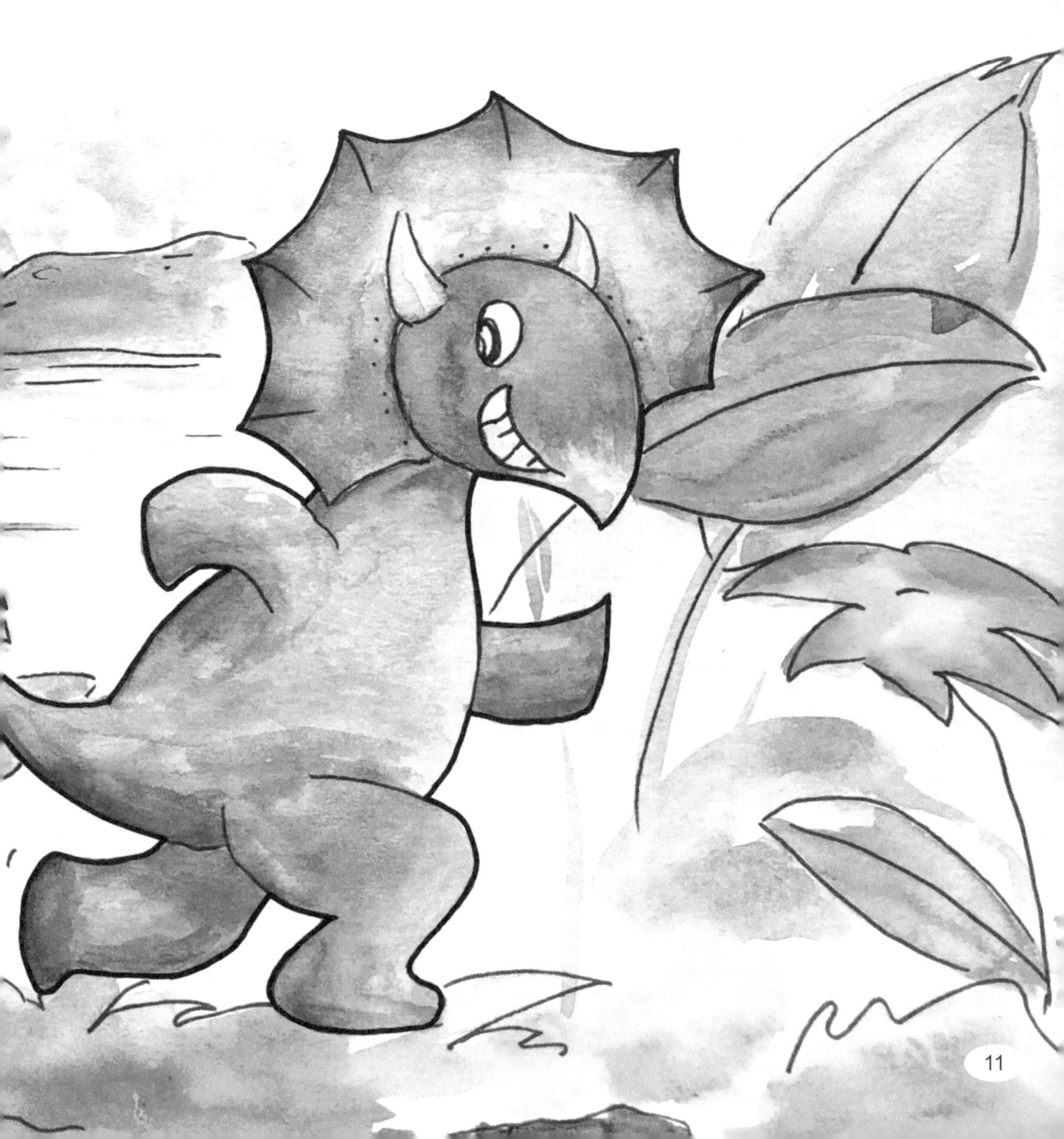

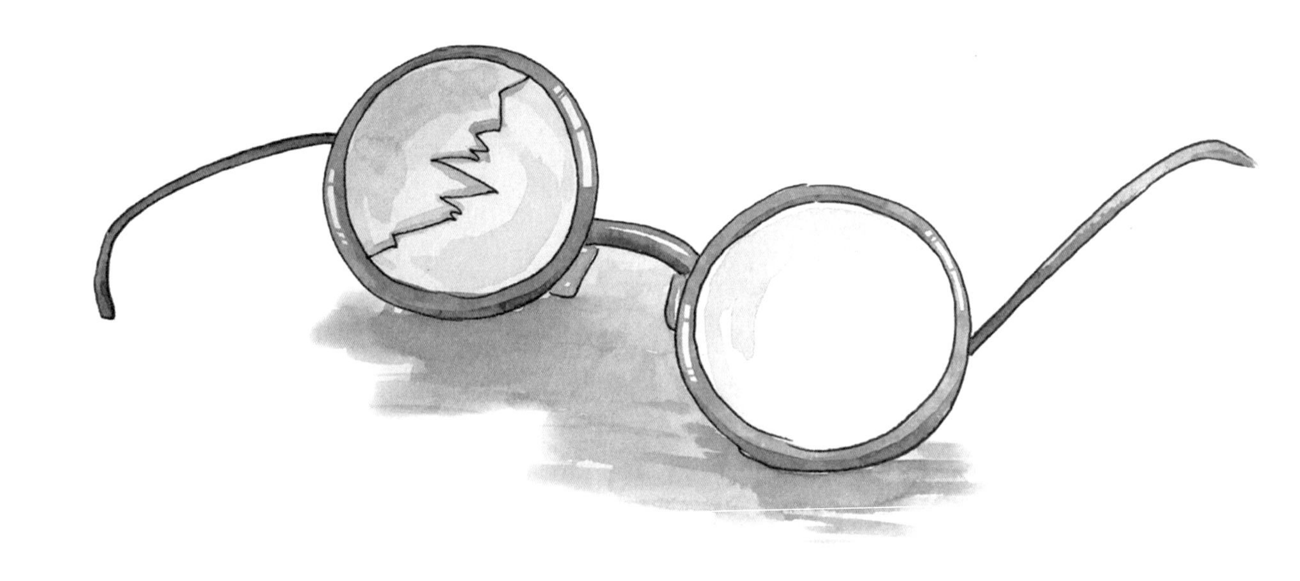

哥哥:“三角龙，你把我眼镜打掉了，我看不见了，我眼镜去哪儿了吖？”

三角龙:“我刚刚好像踩到什么了，啊呀，真的是你的眼镜啊！”

哥哥哭着从梦中醒来:“吓死我了，原来是做梦呀!我以为我真戴上眼镜了呢!”

哥哥吓得把书都弄掉了，躺着玩手机的妹妹被书砸个正着:“哎呀!我的眼睛!”

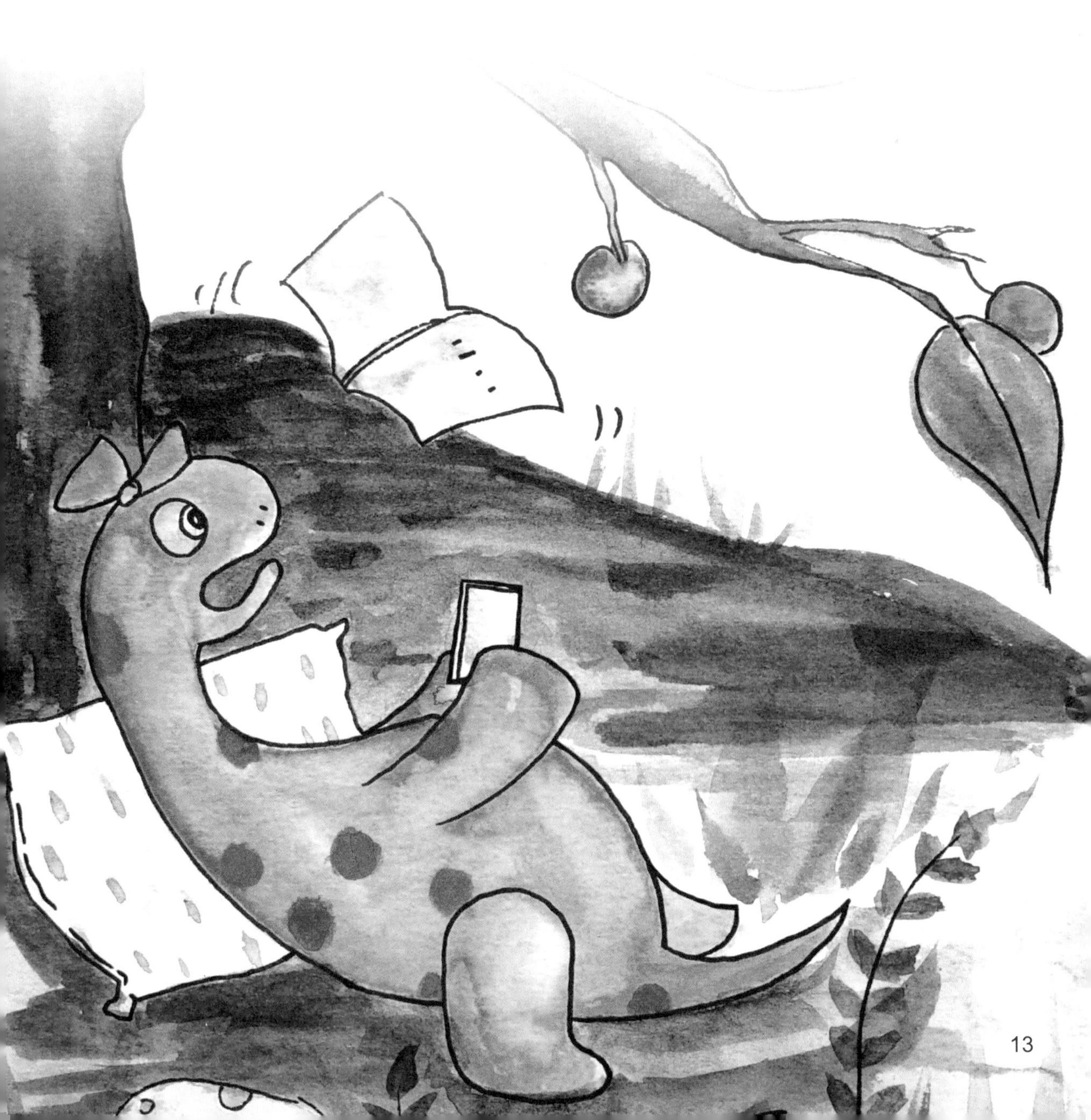

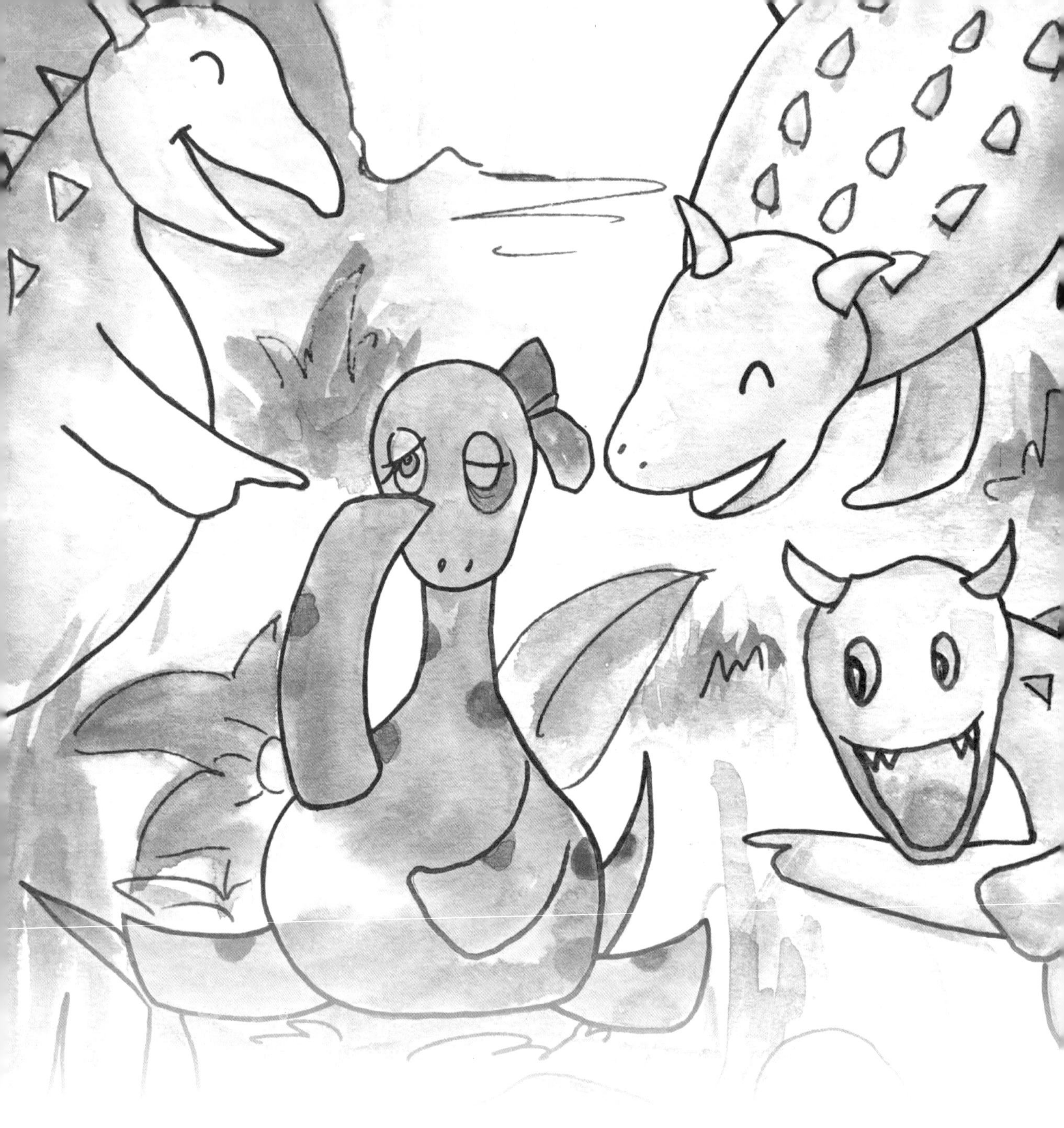

一群小甲龙走过："哈哈，腕龙妹妹变成大熊猫啦！快看她的熊猫眼，真搞笑！"

妹妹坐在地上哭起来。

哥哥："妹妹别哭啦，戴上墨镜，就没人看到你的熊猫眼啦！"

哥哥：“妹妹，你看，那里有你最喜欢的火山冰激凌呢！走，哥哥带你去买！”

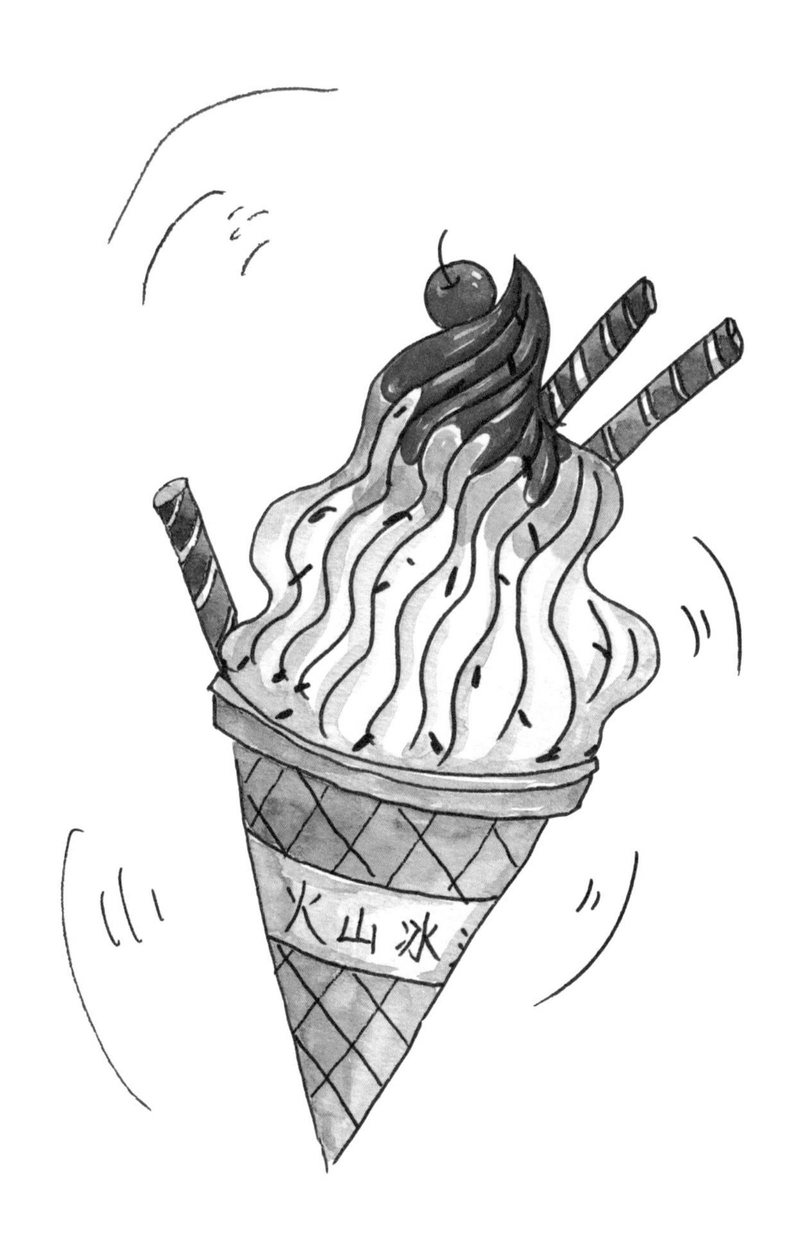

哥哥："妹妹，你看这个冰激凌火山爆发了呢，上面还冒着水蒸气呢！"

妹妹接过冰激凌，墨镜上起雾了："哇！我看不见我的冰激凌啦！我可怎么吃啊！"

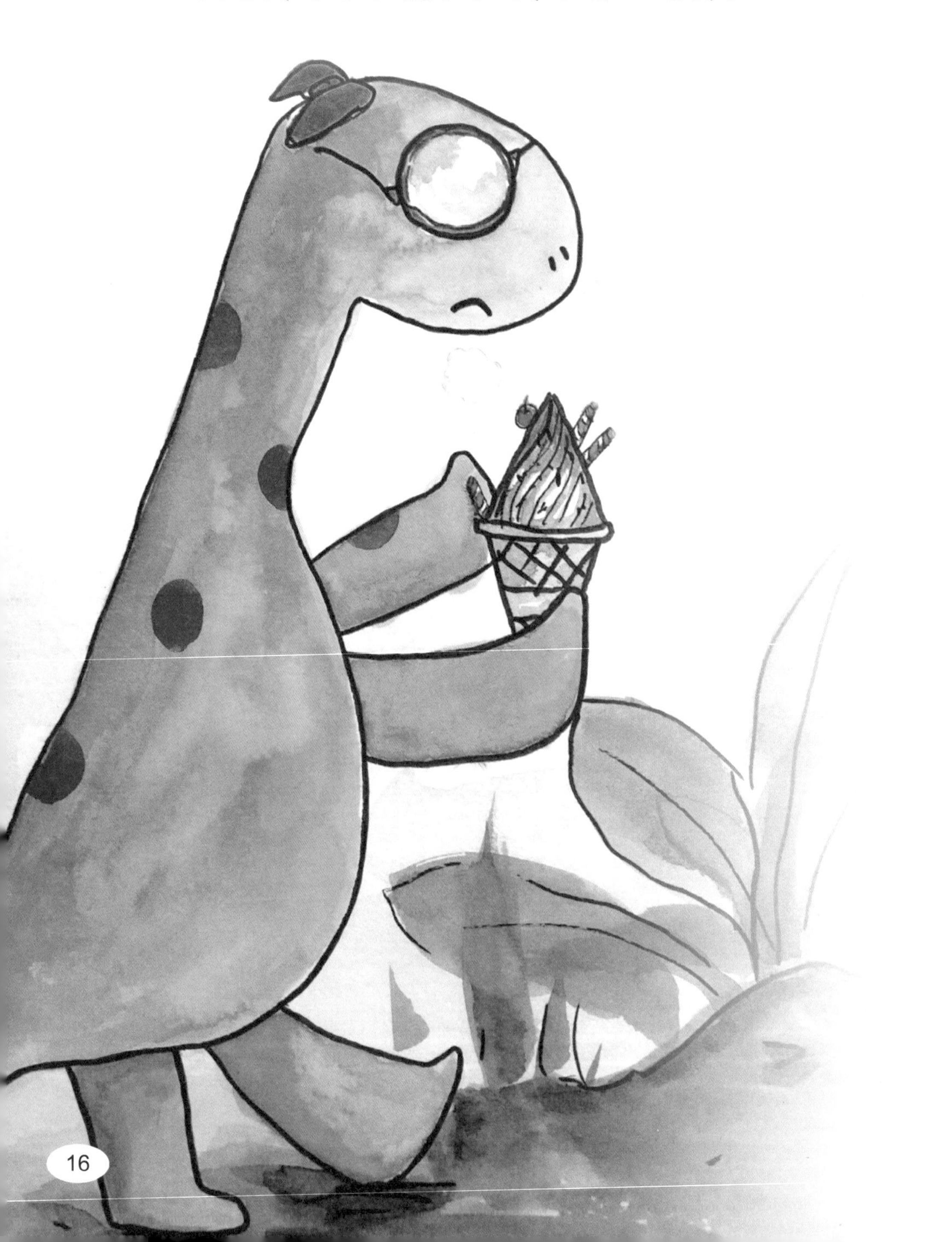

哥哥:“妹妹，别哭了，别哭了，这还有个恐龙冰激凌，也给你！”

妹妹:“谢谢哥哥，我们快回去吧！天快要黑了！”

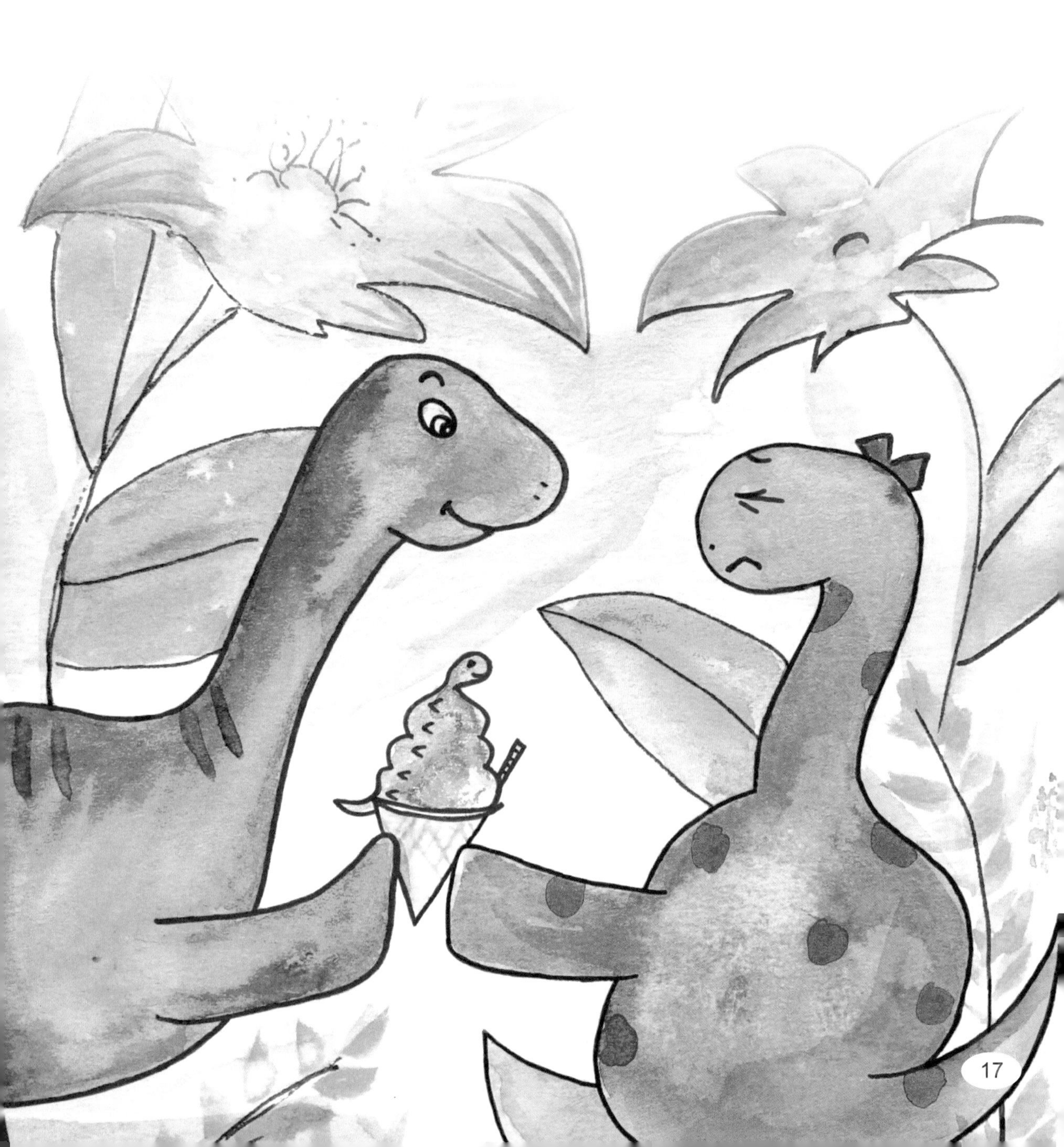

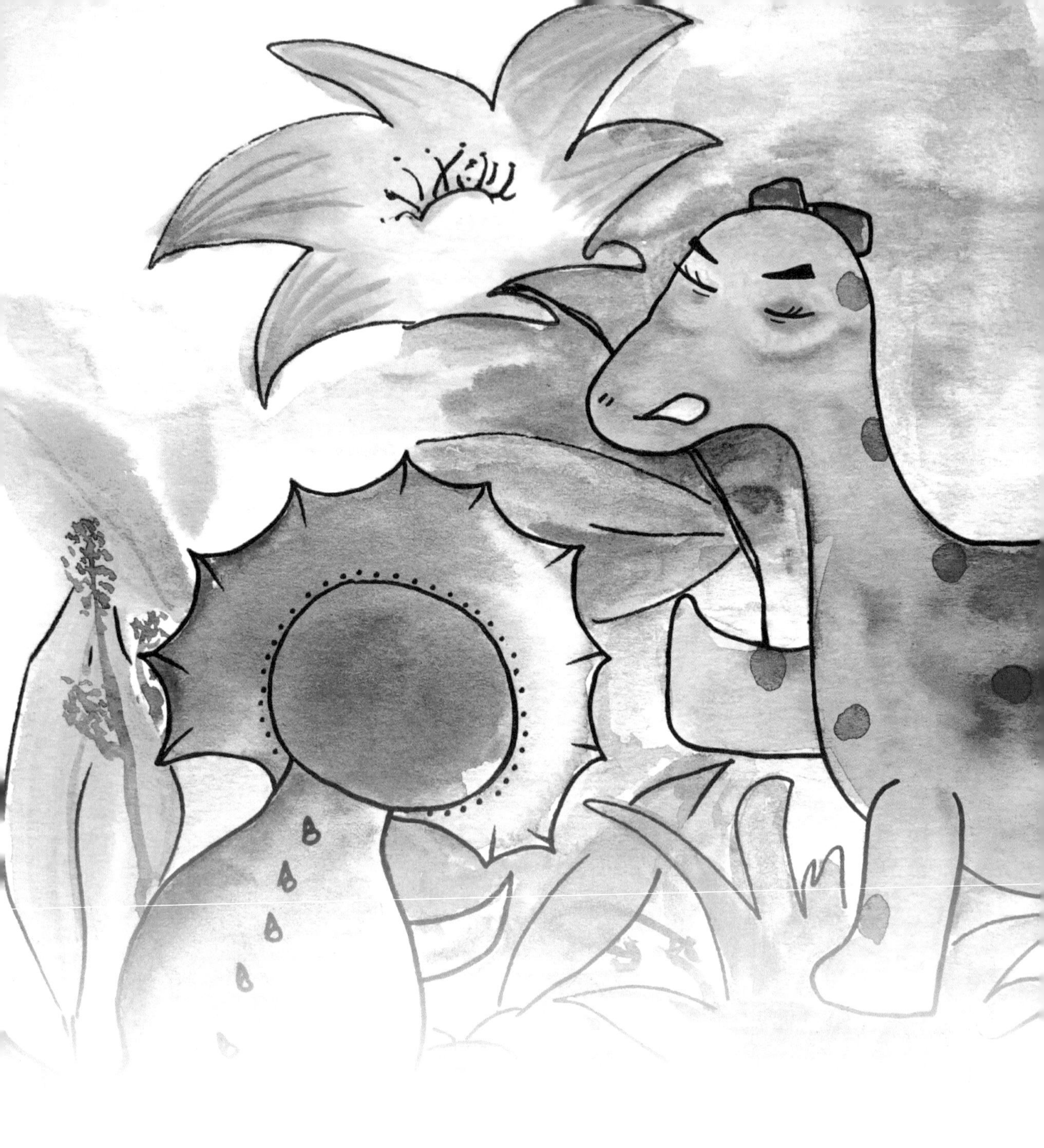

小恐龙们走在回家的路上，三角龙：“腕龙妹妹，你怎么鼻梁上、耳朵上有红红的印子呀？疼吗？”

妹妹：“都是刚才那副墨镜压的！戴眼镜真的不舒服啊！”

回到家中，妈妈：“妹妹，今天玩得开心吗？”

妹妹：“戴眼镜太难受了，我心爱的冰激凌都看不到、吃不了！鼻梁和耳朵也都被压痛了，等我的熊猫眼好了，就再也不要戴眼镜了！”

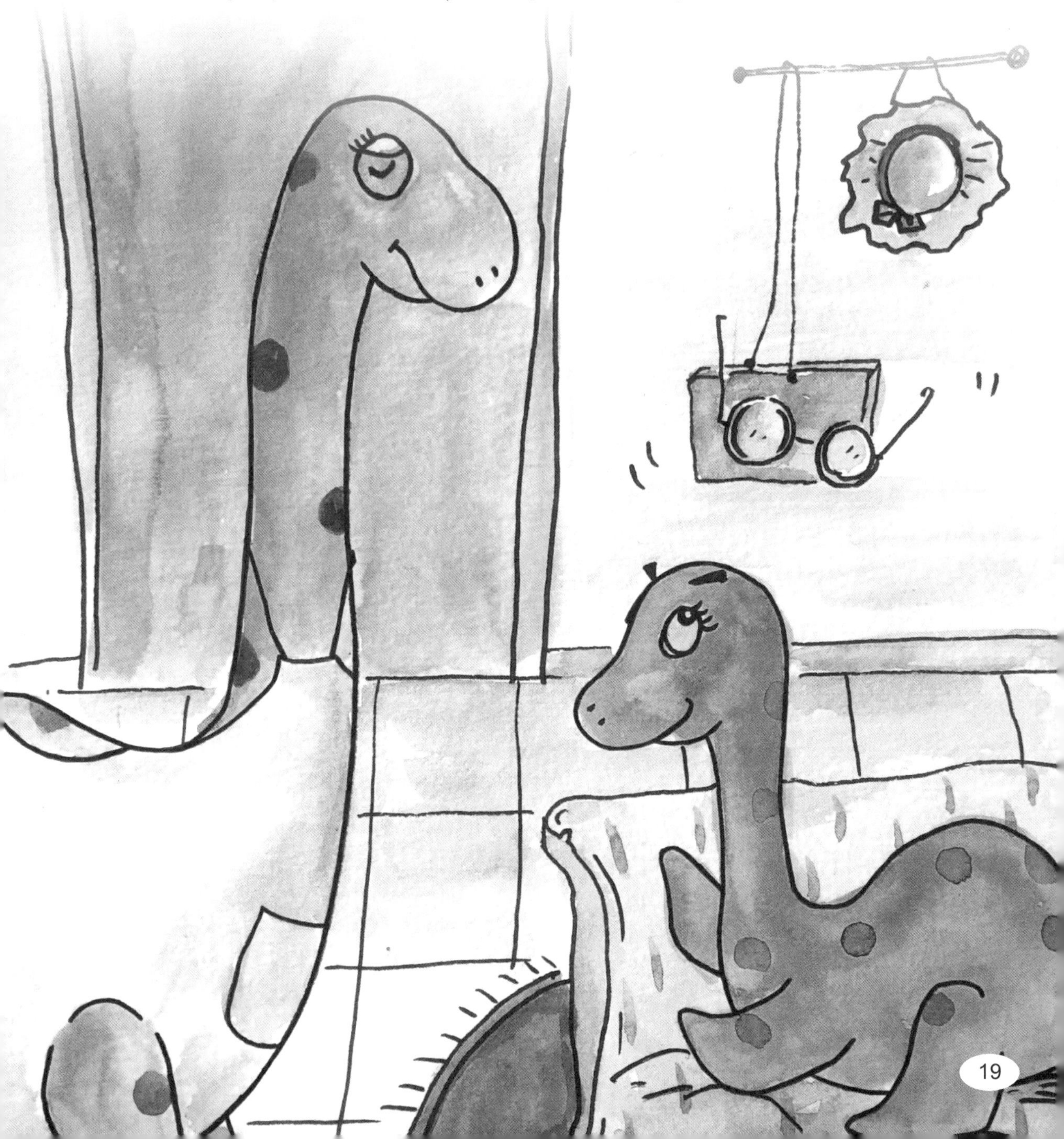

妈妈:“哥哥，你呢？今天有什么收获？”

哥哥:“我今天才发现，看不清东西真是太不方便啦！玩捉迷藏的时候，我不能马上发现躲藏的小伙伴，跑步的时候看不清脚下会摔跤。就算戴上了眼镜，还要当心眼镜不被弄坏，都不能放心大胆地玩了。”

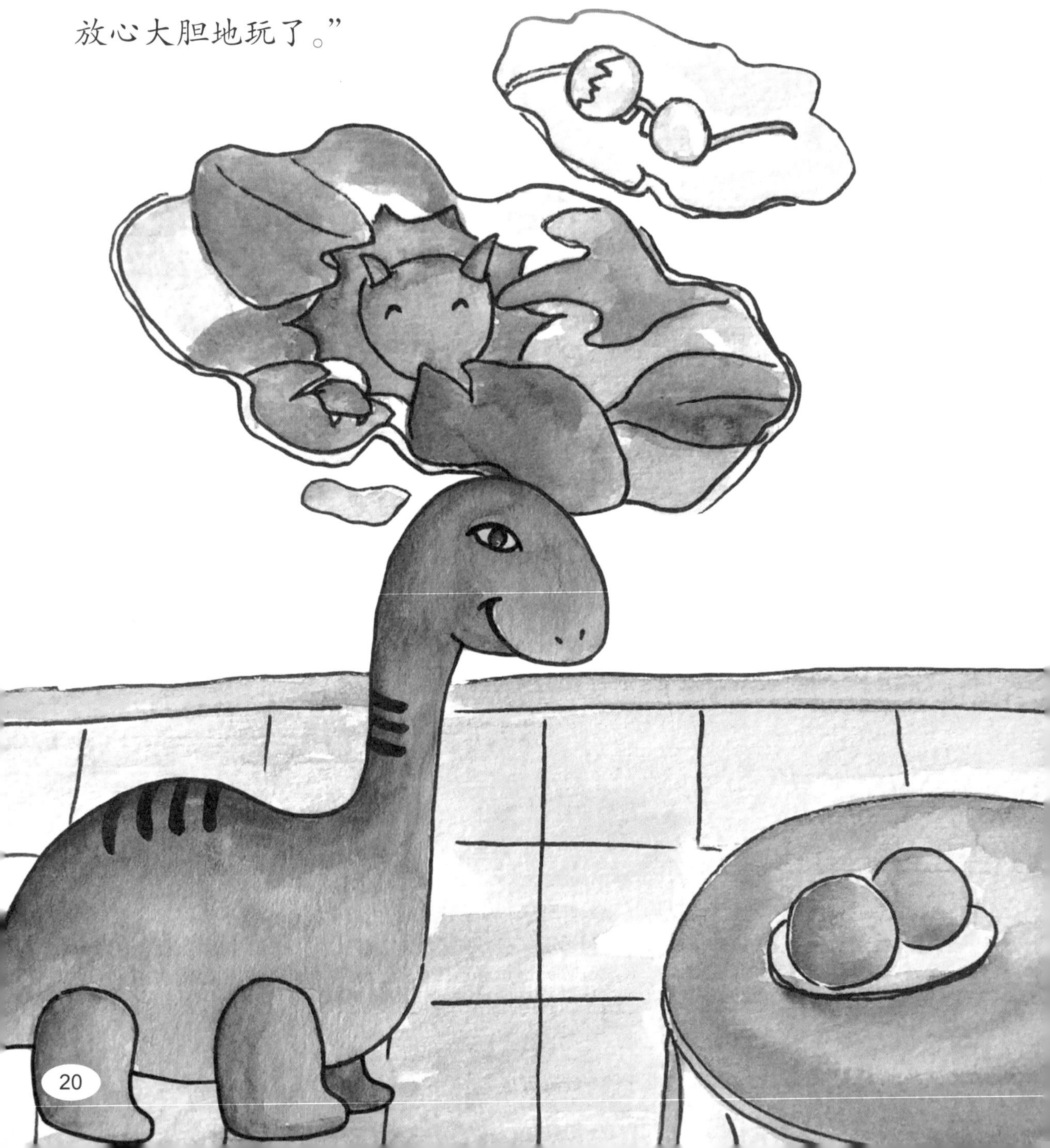

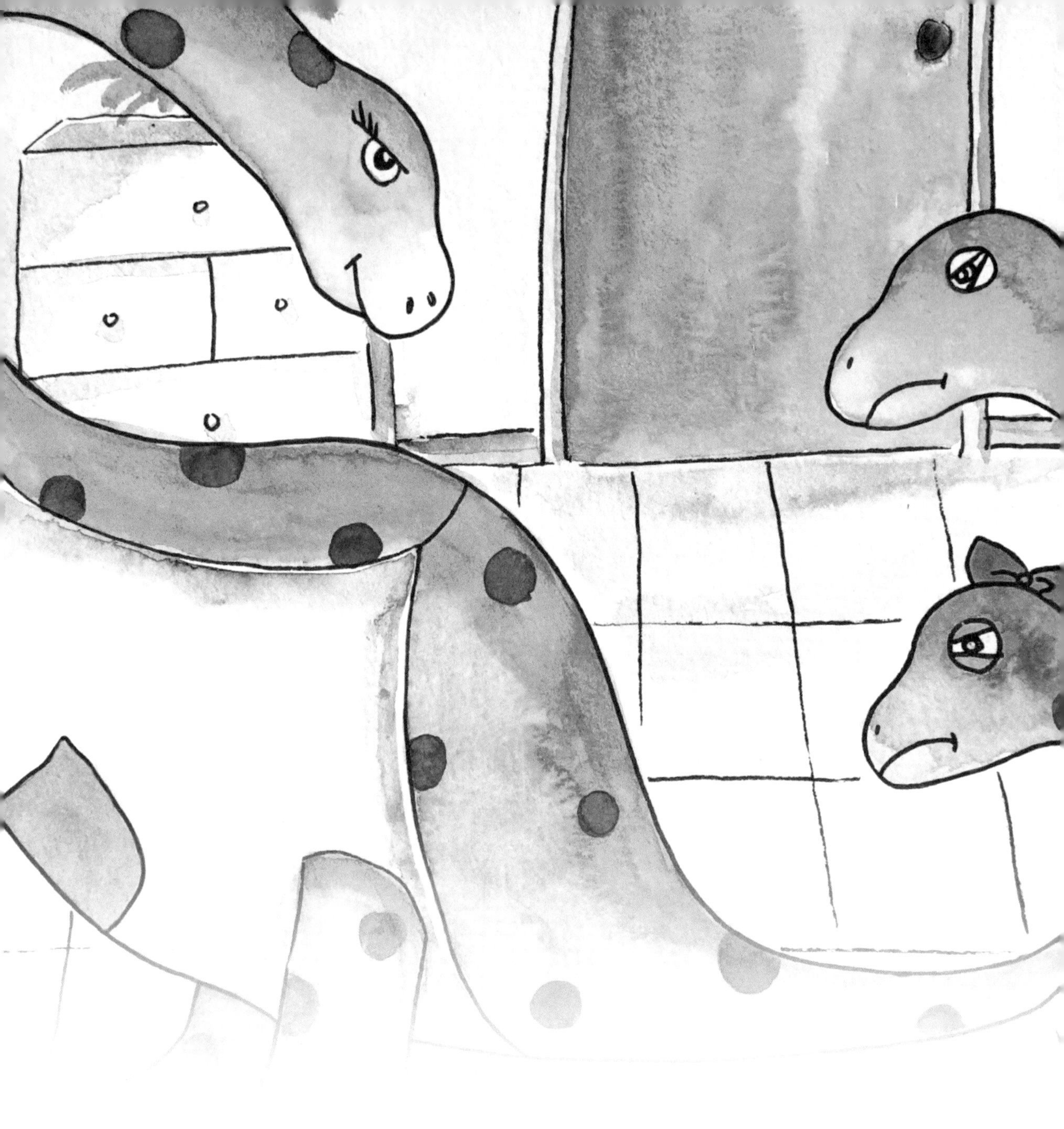

妈妈:“你们今天的经历特别棒，看来当个戴眼镜的‘近视眼’恐龙，可不是件美妙的事情哦！你们知道怎么才能不戴眼镜吗？”

哥哥:“我以后少看点漫画！”

妹妹:“我以后少玩手机！”

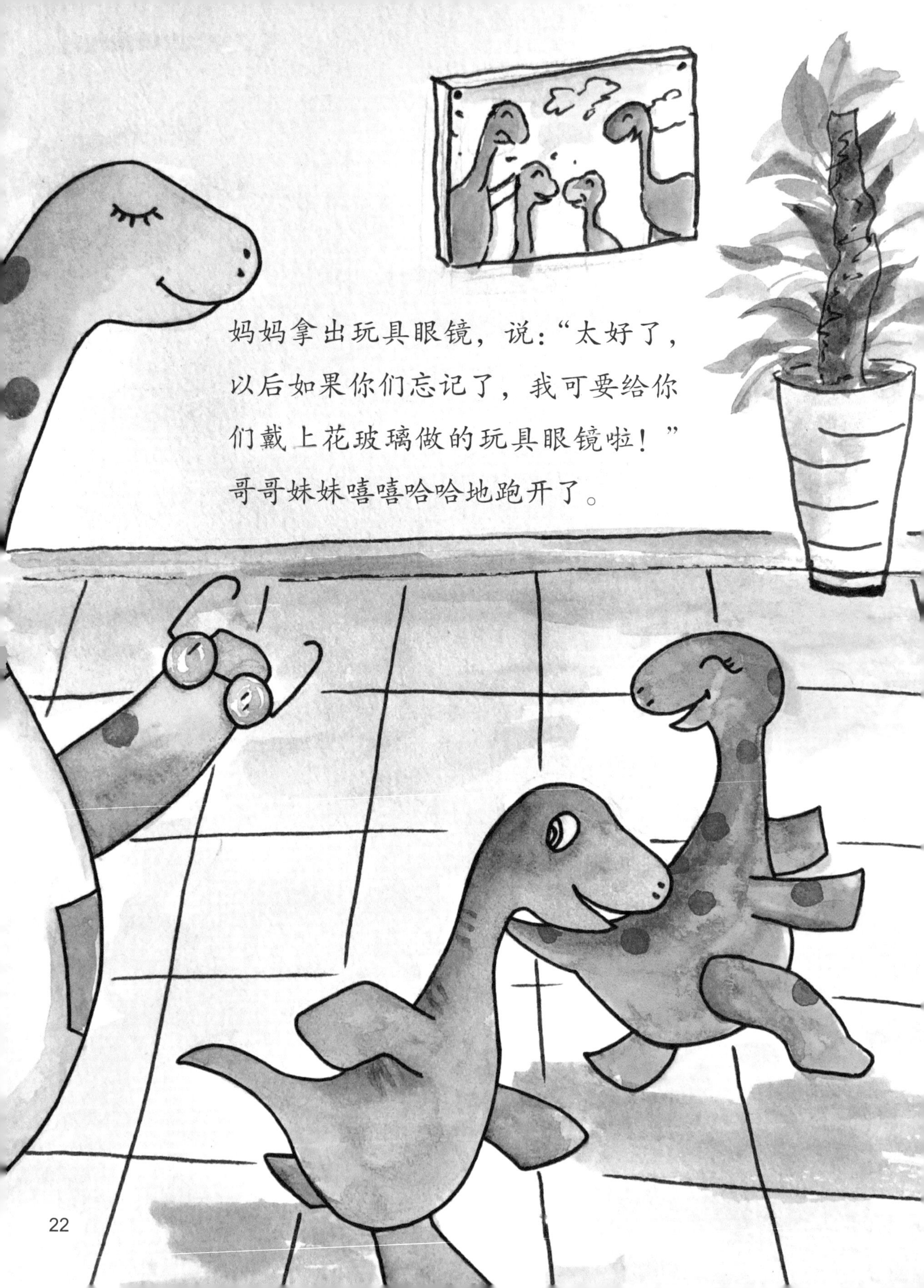

妈妈拿出玩具眼镜，说：“太好了，以后如果你们忘记了，我可要给你们戴上花玻璃做的玩具眼镜啦！”哥哥妹妹嘻嘻哈哈地跑开了。

科普小贴士
（写给家长的话）

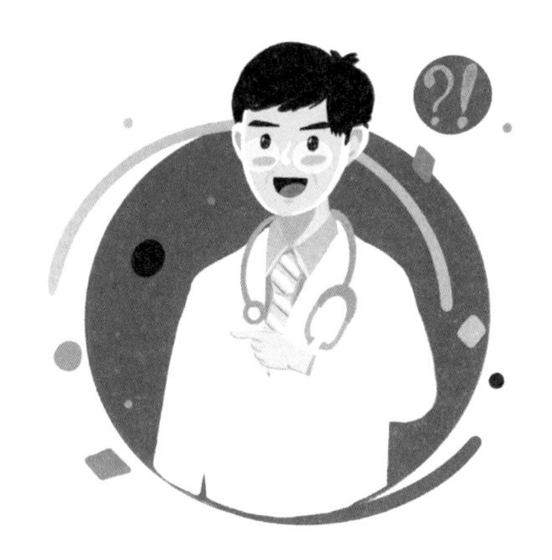

- 近视会给我们的生活带来很多不方便，而且度数是不可逆的。
- 一旦近视了，戴眼镜会带来很多不便。
- 近视可能会影响孩子将来的升学、就业、生活等方方面面。
- 最重要的是要警惕高度近视（超过600度）造成的并发症，如视网膜脱离、黄斑出血等。
- 高度近视造成的并发症已经成为我国第二大致盲疾病。

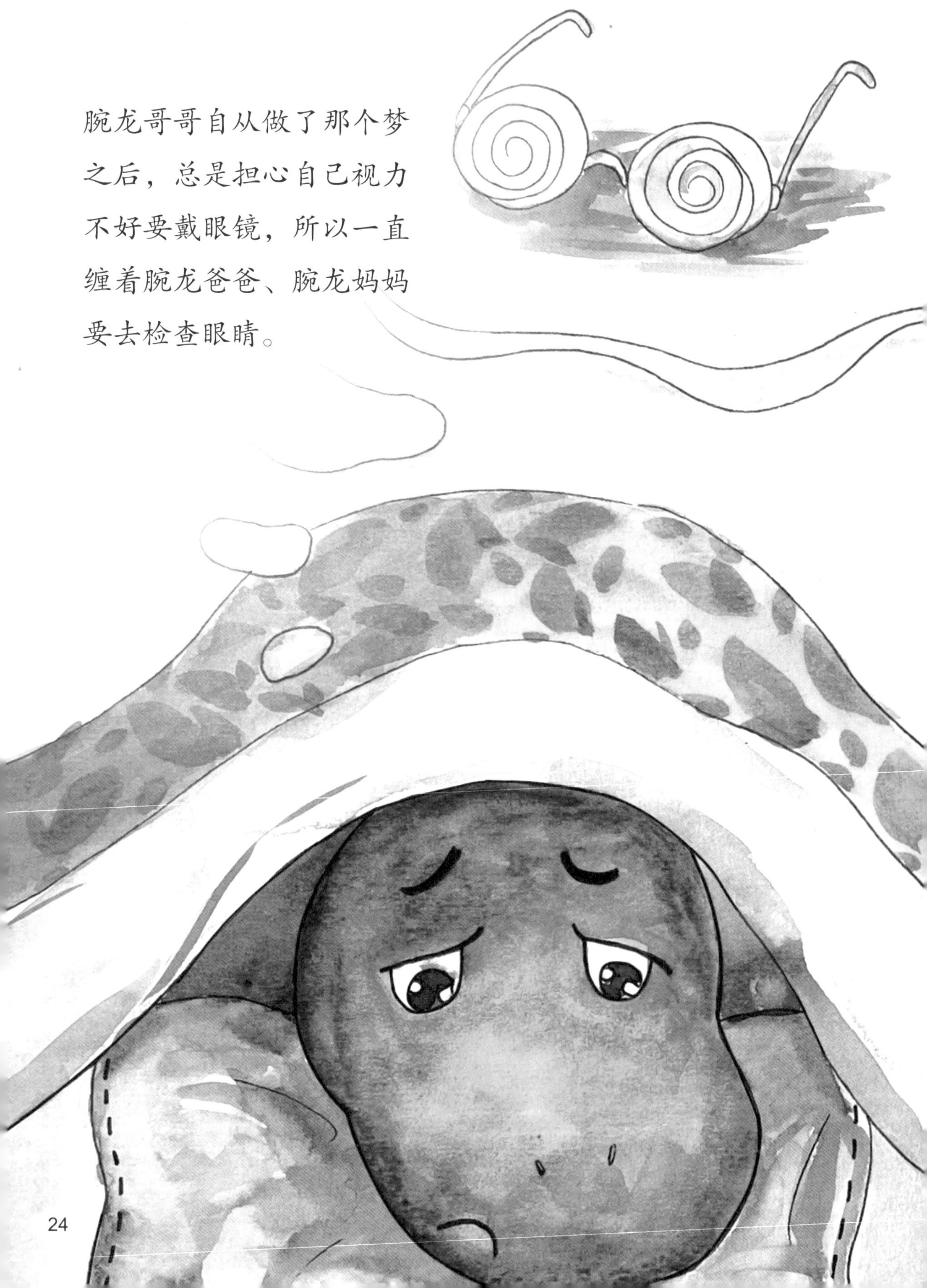

腕龙哥哥自从做了那个梦之后，总是担心自己视力不好要戴眼镜，所以一直缠着腕龙爸爸、腕龙妈妈要去检查眼睛。

爸爸："今天我带你和妹妹去神奇的恐龙医院吧。"

兄妹："好耶！"

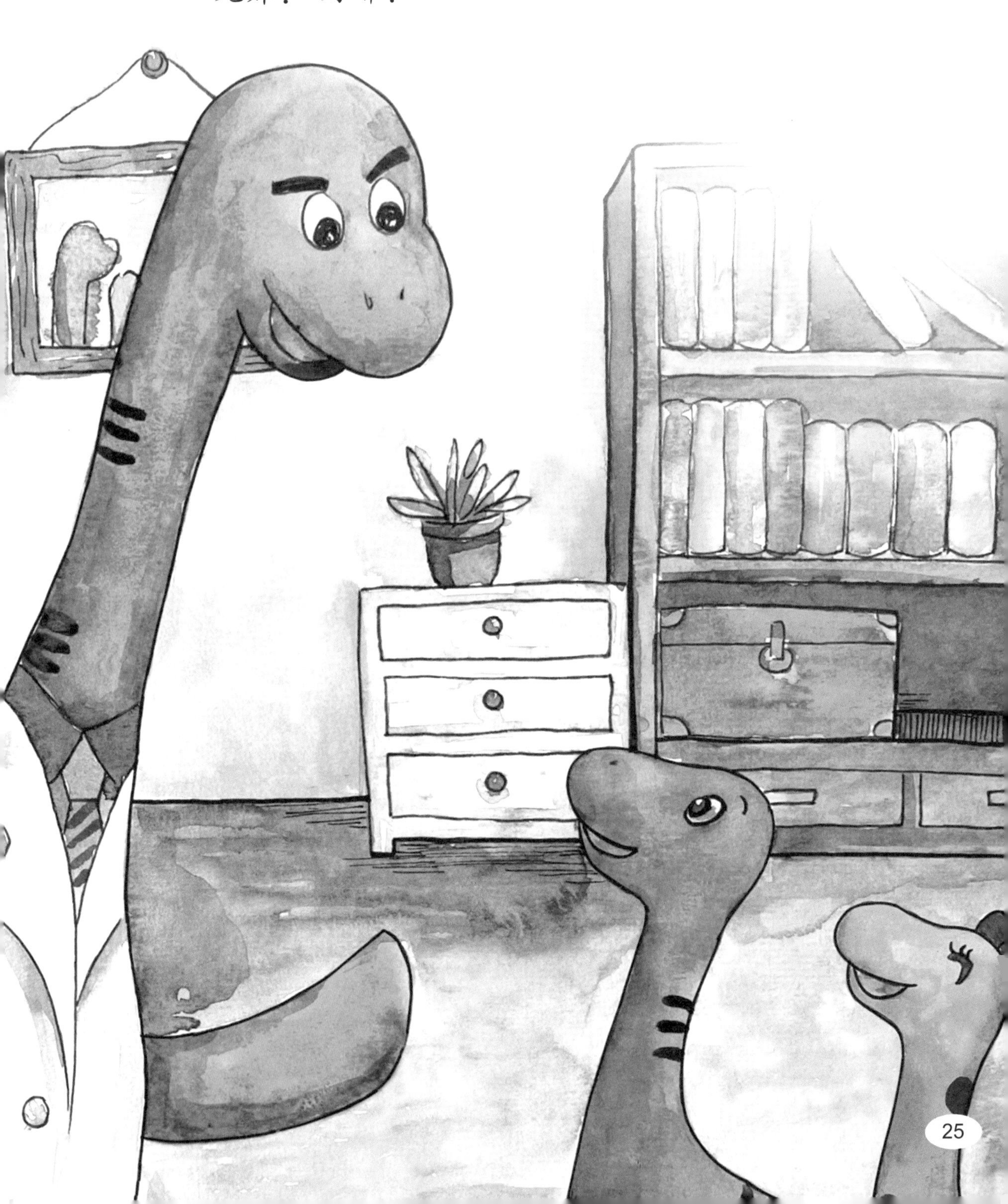

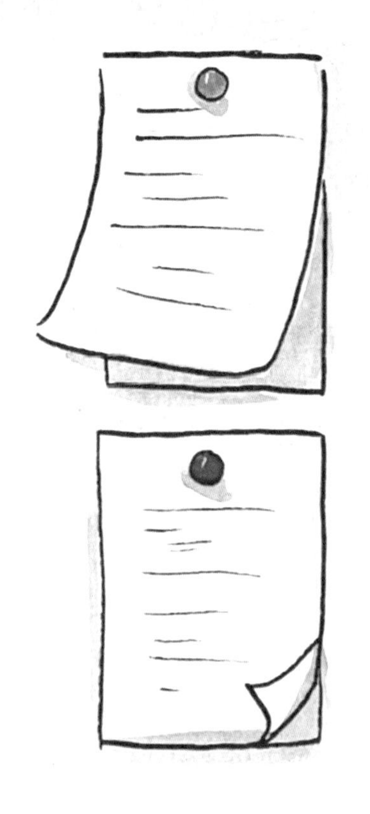

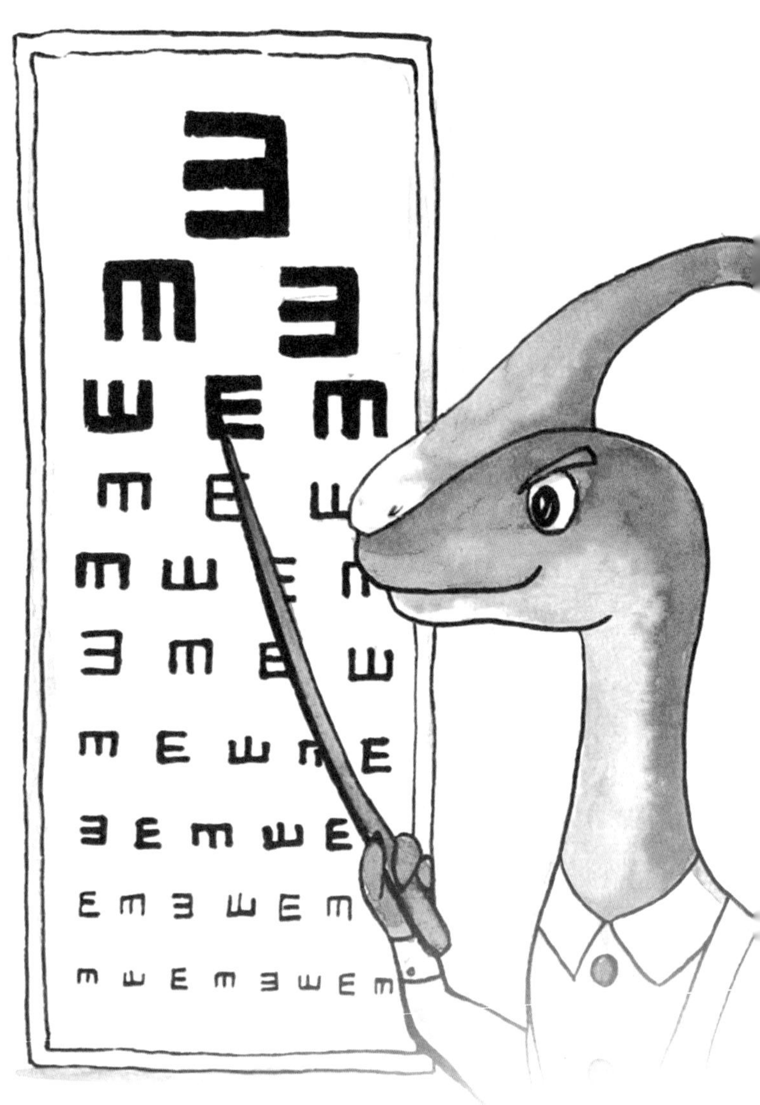

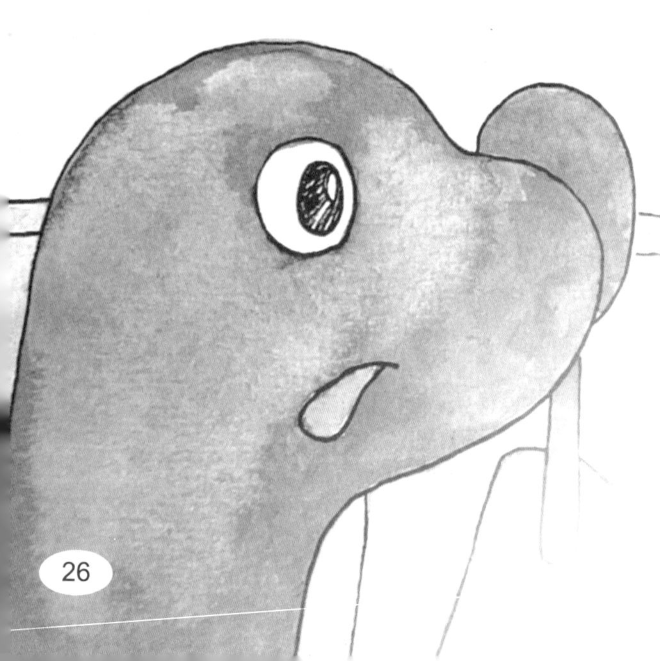

副栉龙医生:“我们来玩一个游戏,看谁能最快说出字母E的开口朝向哪里。”

哥哥:“我知道,我知道,这个朝右。”

妹妹就跟着哥哥念:“右。”

副栉龙医生带他们来到一台机器（电脑验光仪）前面。

医生说：“这是一台神奇的机器，可以看热气球哦！”

哥哥把下巴搁在机器的托架上，眼睛往里面看，“我看到热气球了！”

不一会儿，副栉龙医生递给哥哥一张纸条：“这是送给你的小礼物哦！”

纸条上面写着哥哥的验光度数。

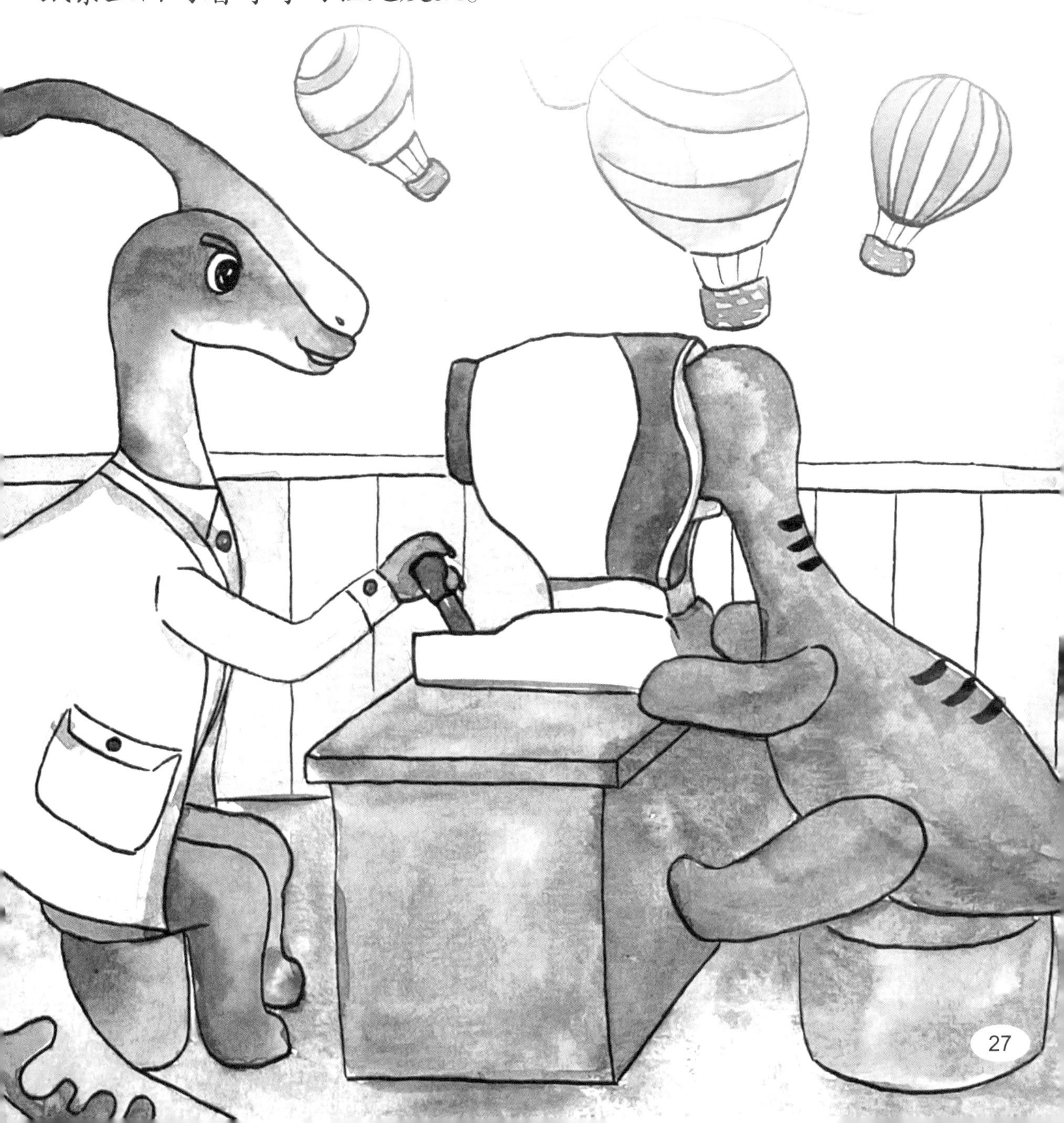

等妹妹做完验光，副栉龙医生又带他们来到另一台神奇的机器（A超测眼轴）前面。

这次妹妹自告奋勇，先上来做检查。

医生说：“妹妹真勇敢，我们来找找神奇的小亮点吧！”

妹妹很快完成了检查，医生又给她一张纸条，“恭喜你，又得到一个礼物哦！”

这个“礼物”就是妹妹的眼轴长度。

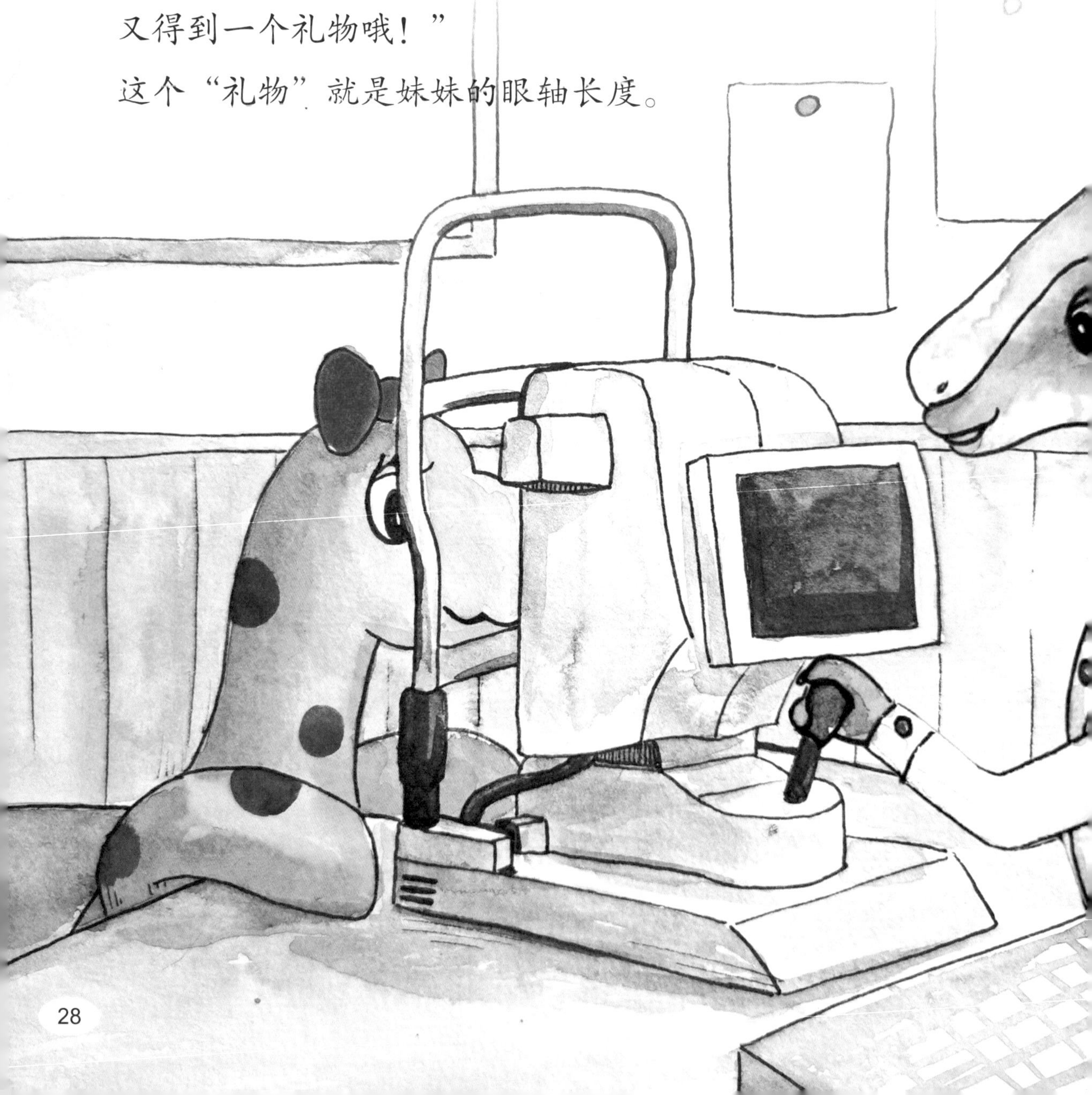

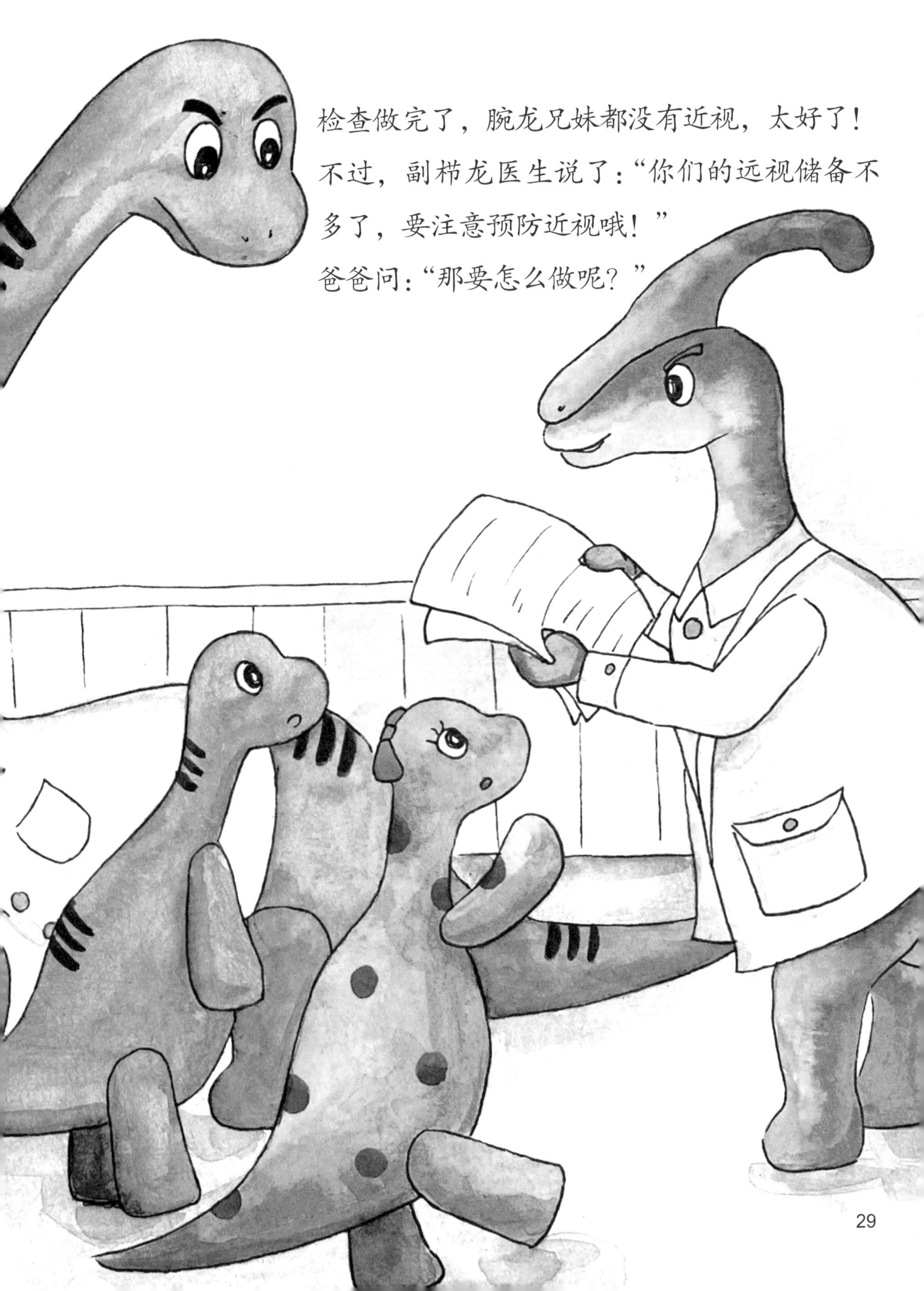

检查做完了，腕龙兄妹都没有近视，太好了！

不过，副栉龙医生说了：“你们的远视储备不多了，要注意预防近视哦！”

爸爸问：“那要怎么做呢？”

医生说："看书要注意距离远一点哦，姿势要端正呢！"

（做到一拳、一尺、一寸。）

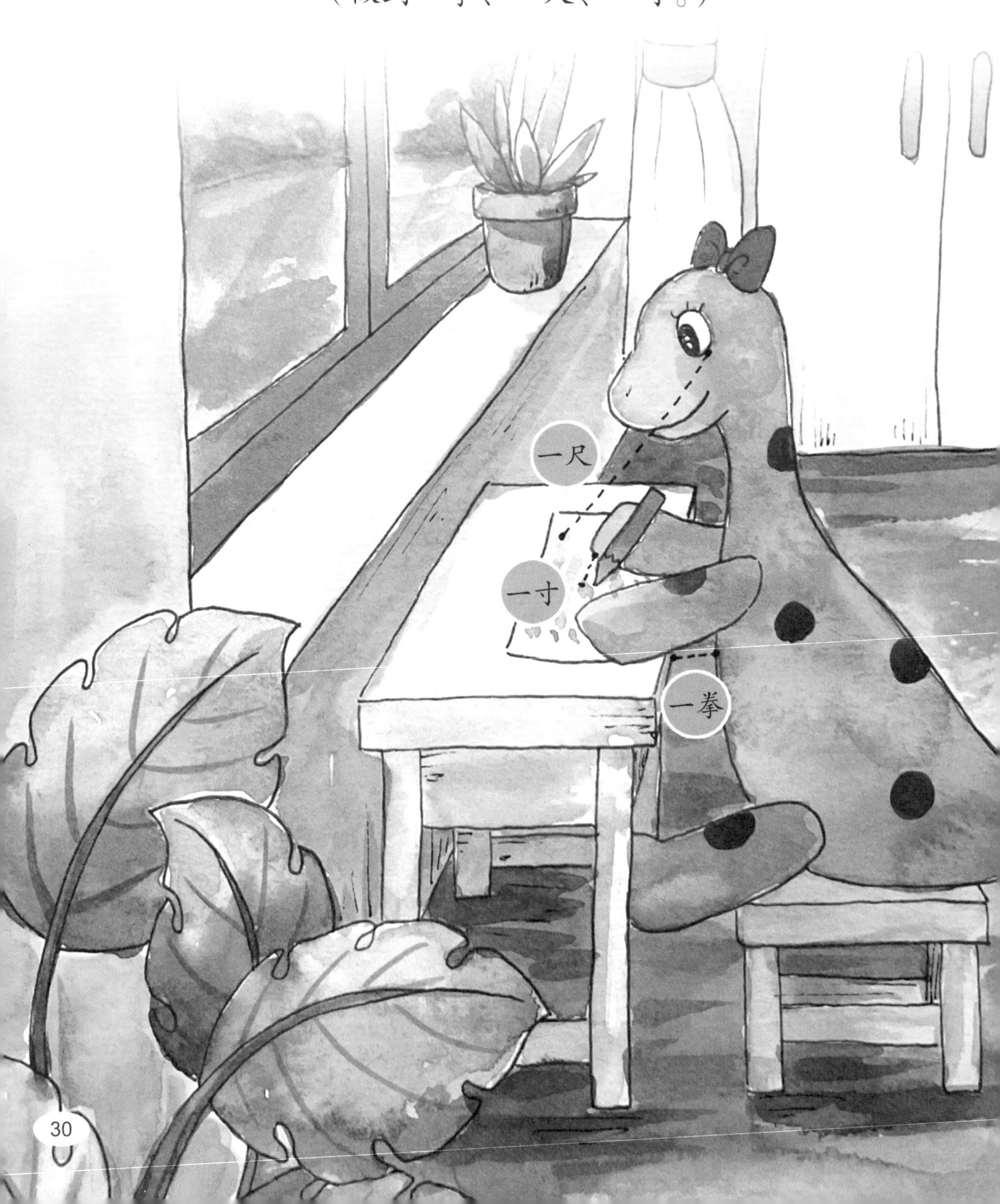

医生说：“用眼时间不能太长哦！”

（每隔20分钟就要让眼睛休息一下哦！）

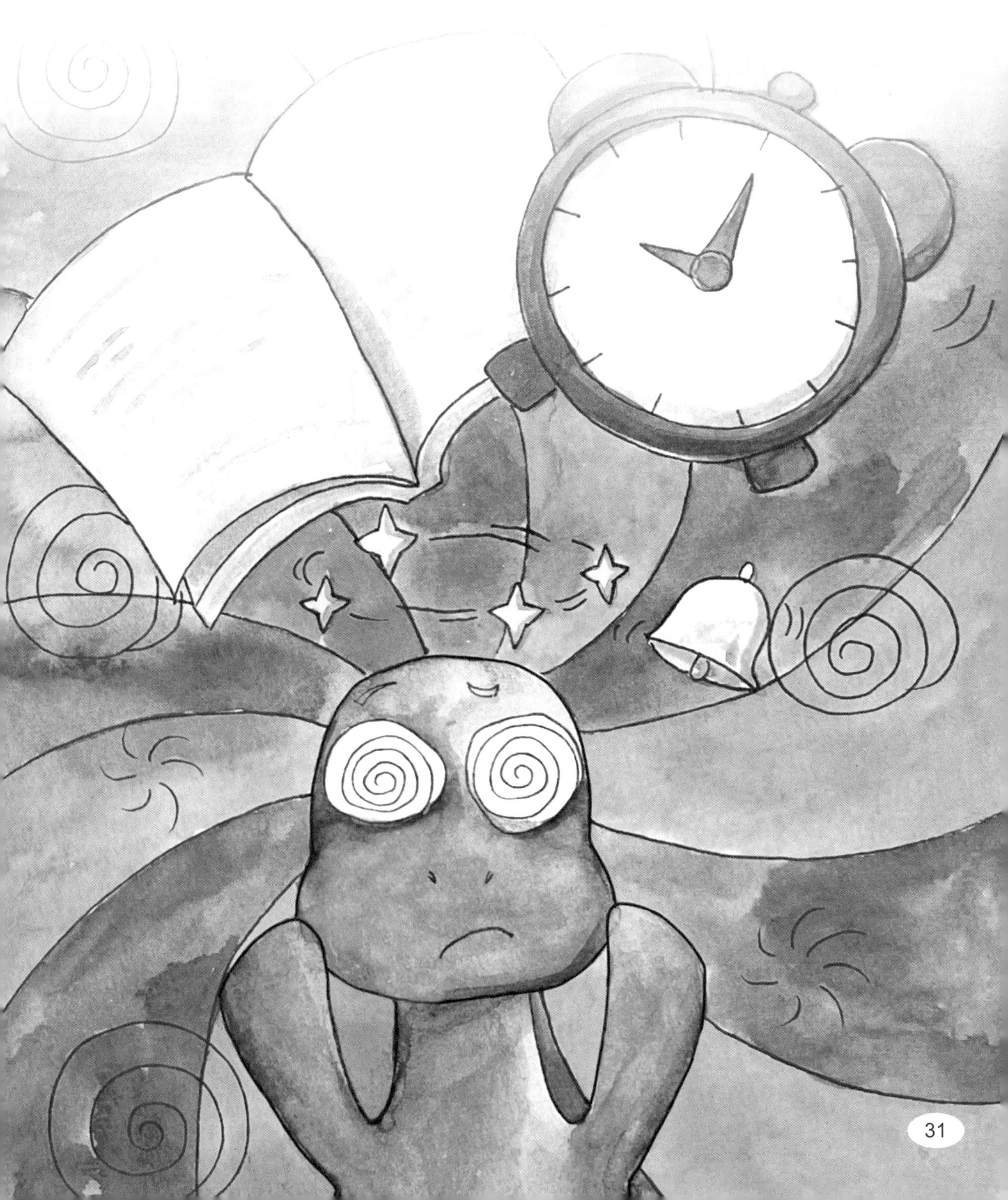

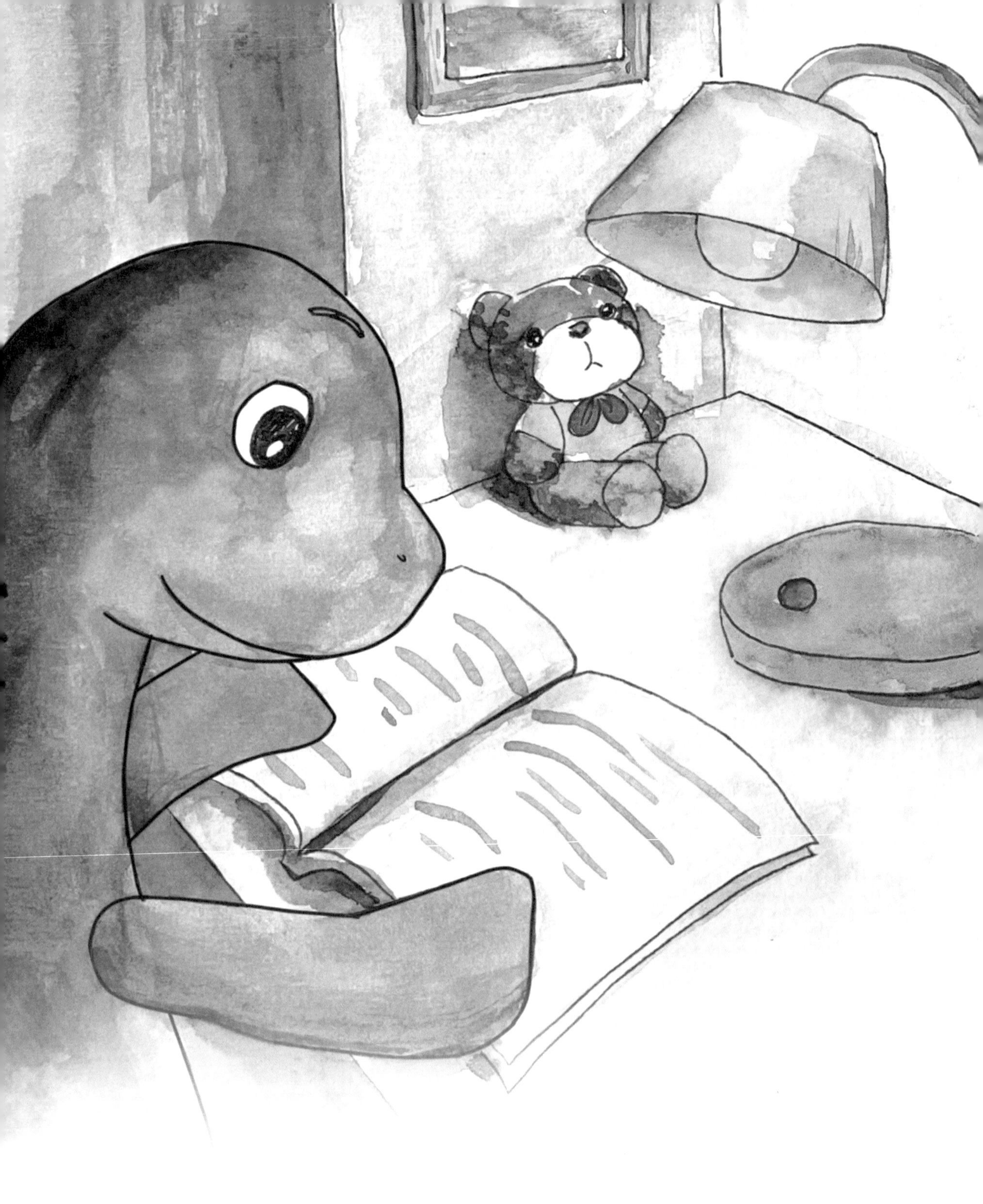

医生说："晚上回到家，看书的时候一定要有明亮的光线哦！"

医生说：“要多去外面玩哦，享受阳光滋润！”

（每天至少2小时哦！）

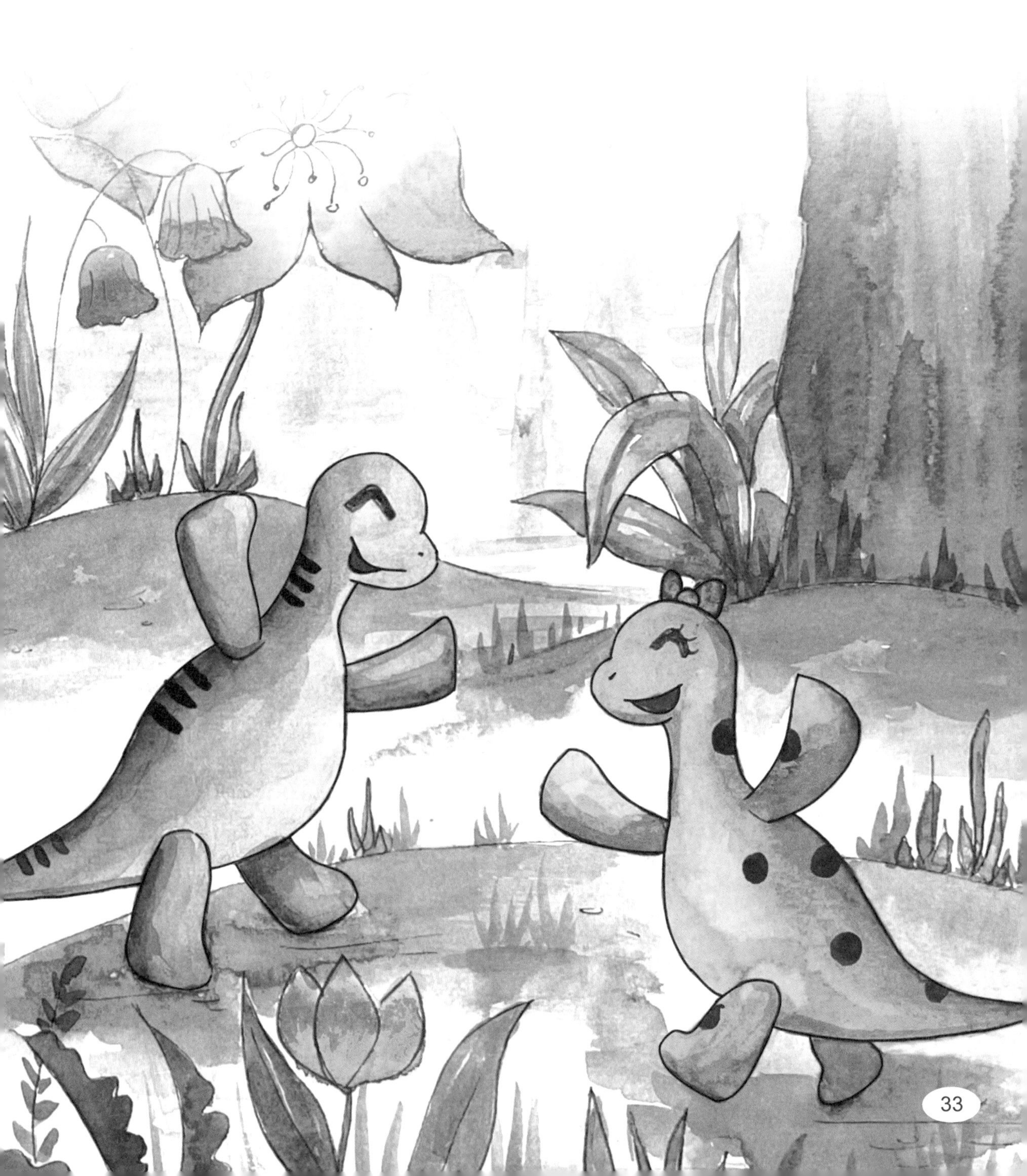

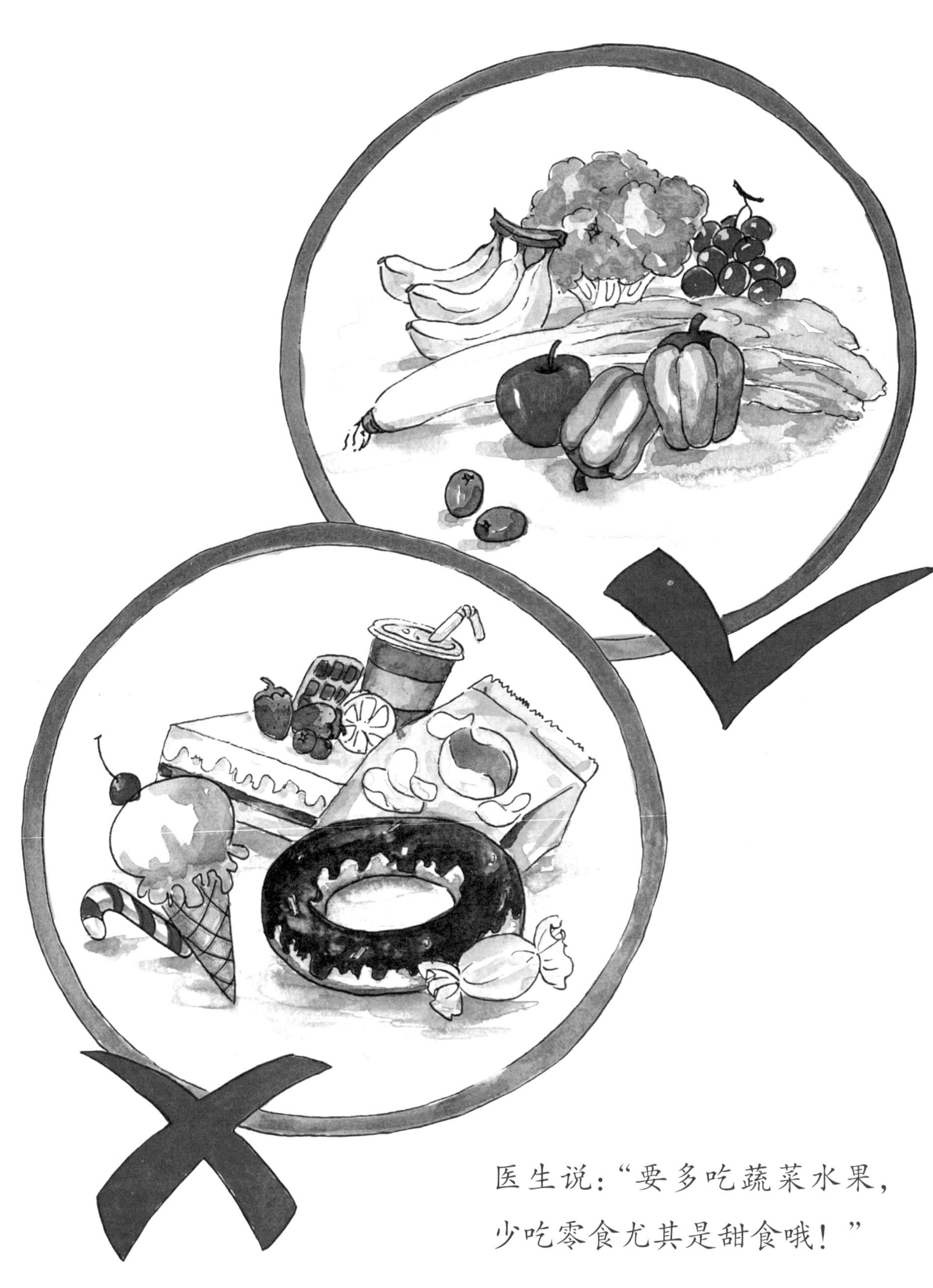

医生说：“要多吃蔬菜水果，
少吃零食尤其是甜食哦！”

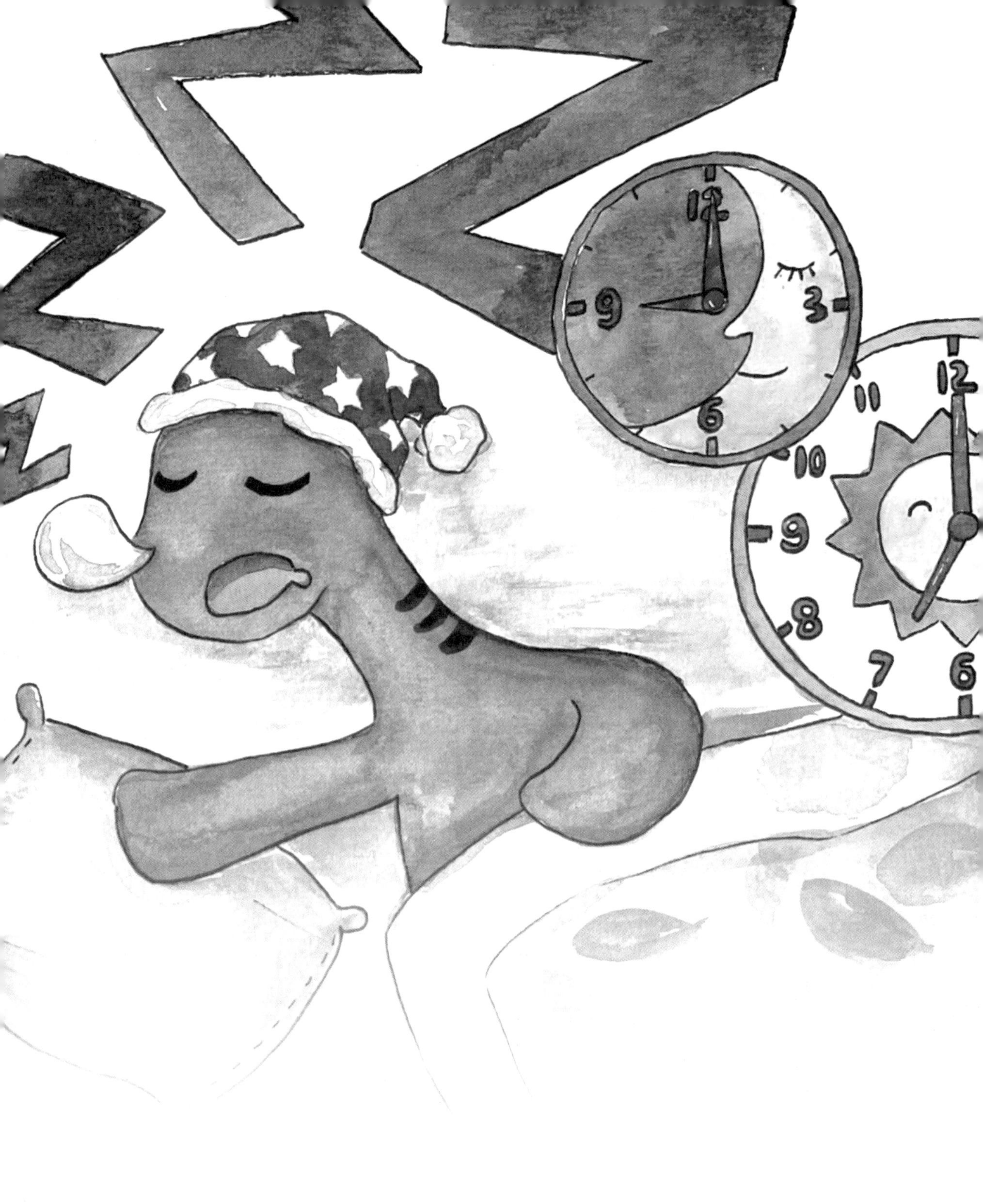

医生最后说："要早睡早起，保证充足的睡眠。"

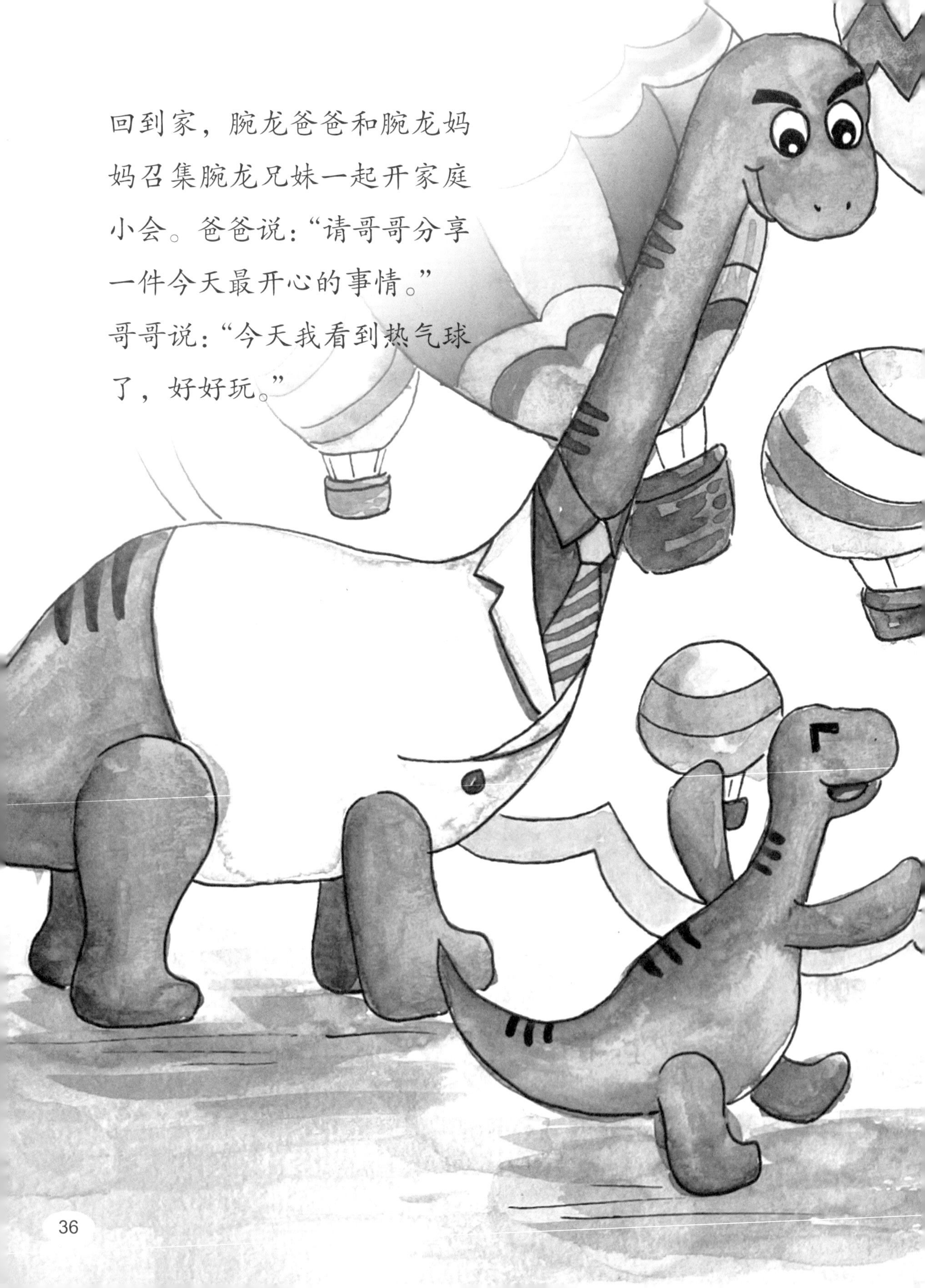

回到家，腕龙爸爸和腕龙妈妈召集腕龙兄妹一起开家庭小会。爸爸说：“请哥哥分享一件今天最开心的事情。”哥哥说：“今天我看到热气球了，好好玩。”

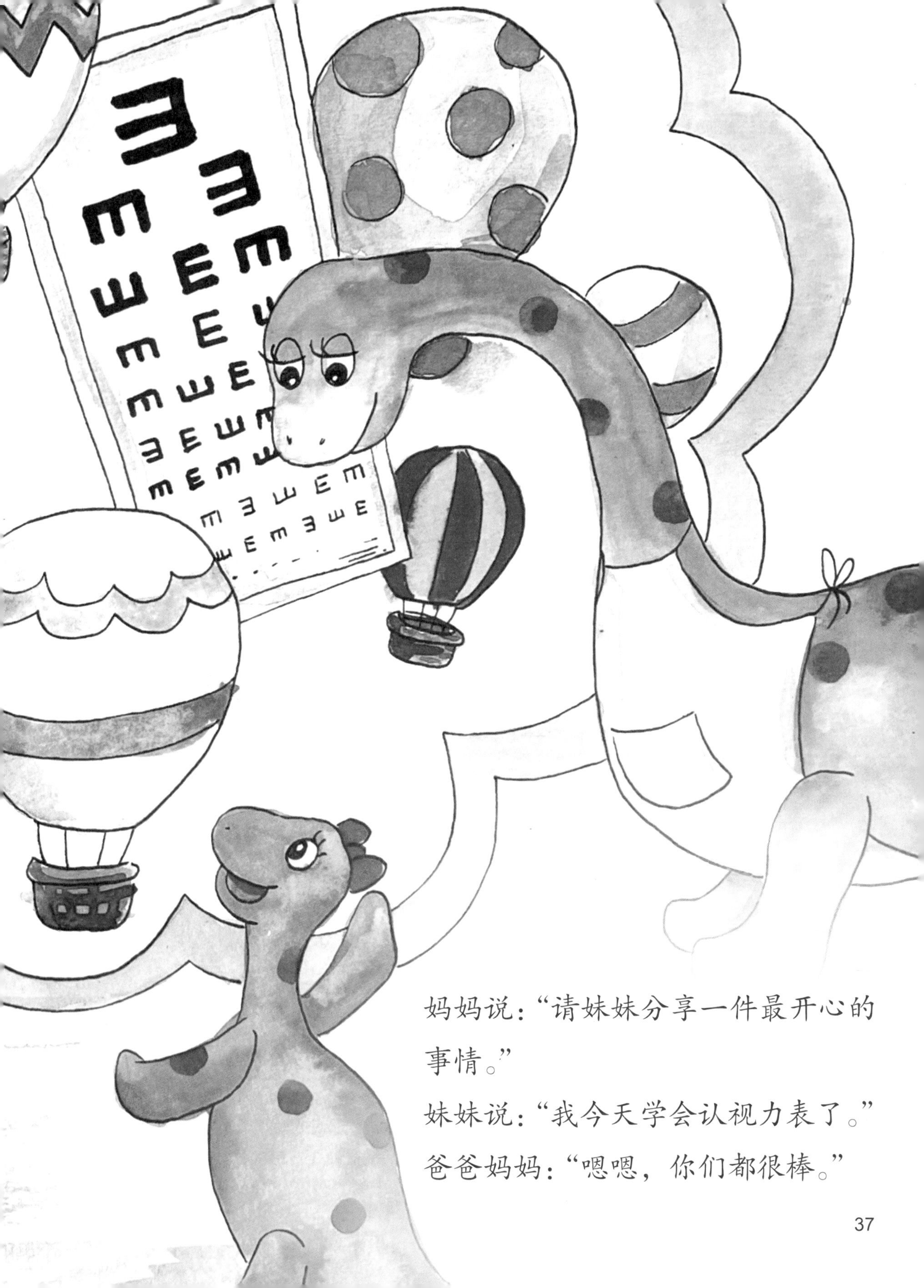

妈妈说:“请妹妹分享一件最开心的事情。”

妹妹说:“我今天学会认视力表了。”

爸爸妈妈:“嗯嗯,你们都很棒。”

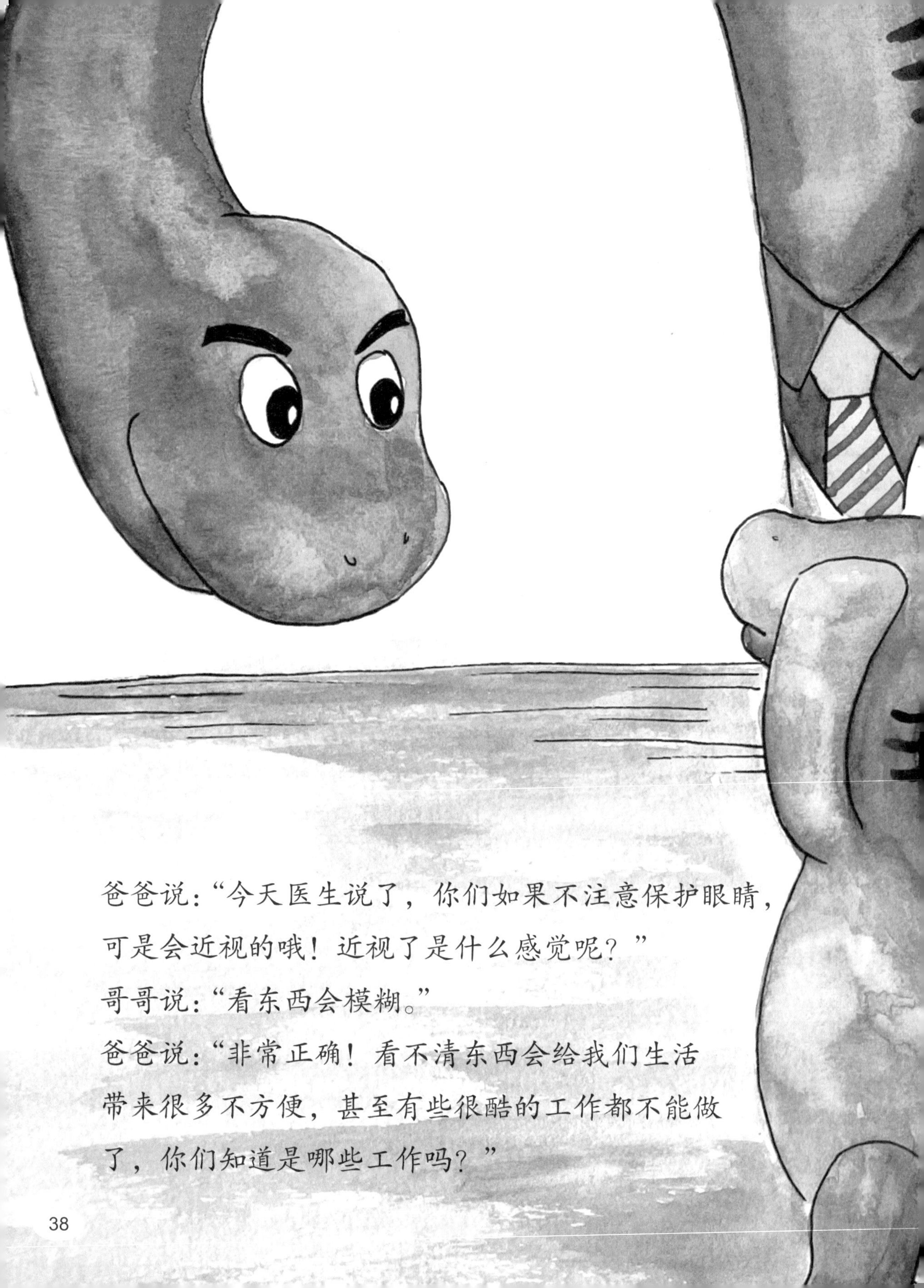

爸爸说：“今天医生说了，你们如果不注意保护眼睛，可是会近视的哦！近视了是什么感觉呢？”

哥哥说：“看东西会模糊。”

爸爸说：“非常正确！看不清东西会给我们生活带来很多不方便，甚至有些很酷的工作都不能做了，你们知道是哪些工作吗？”

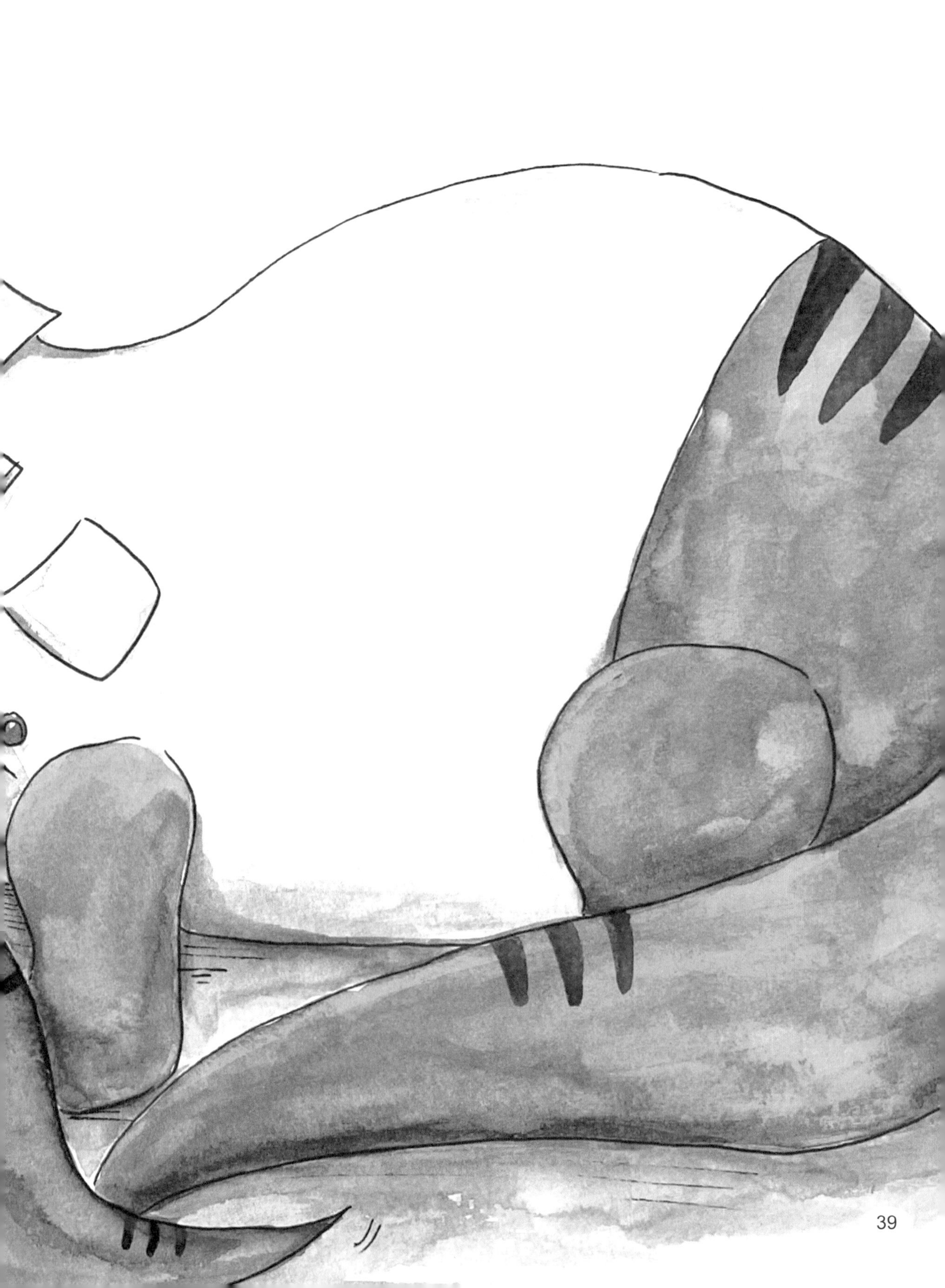

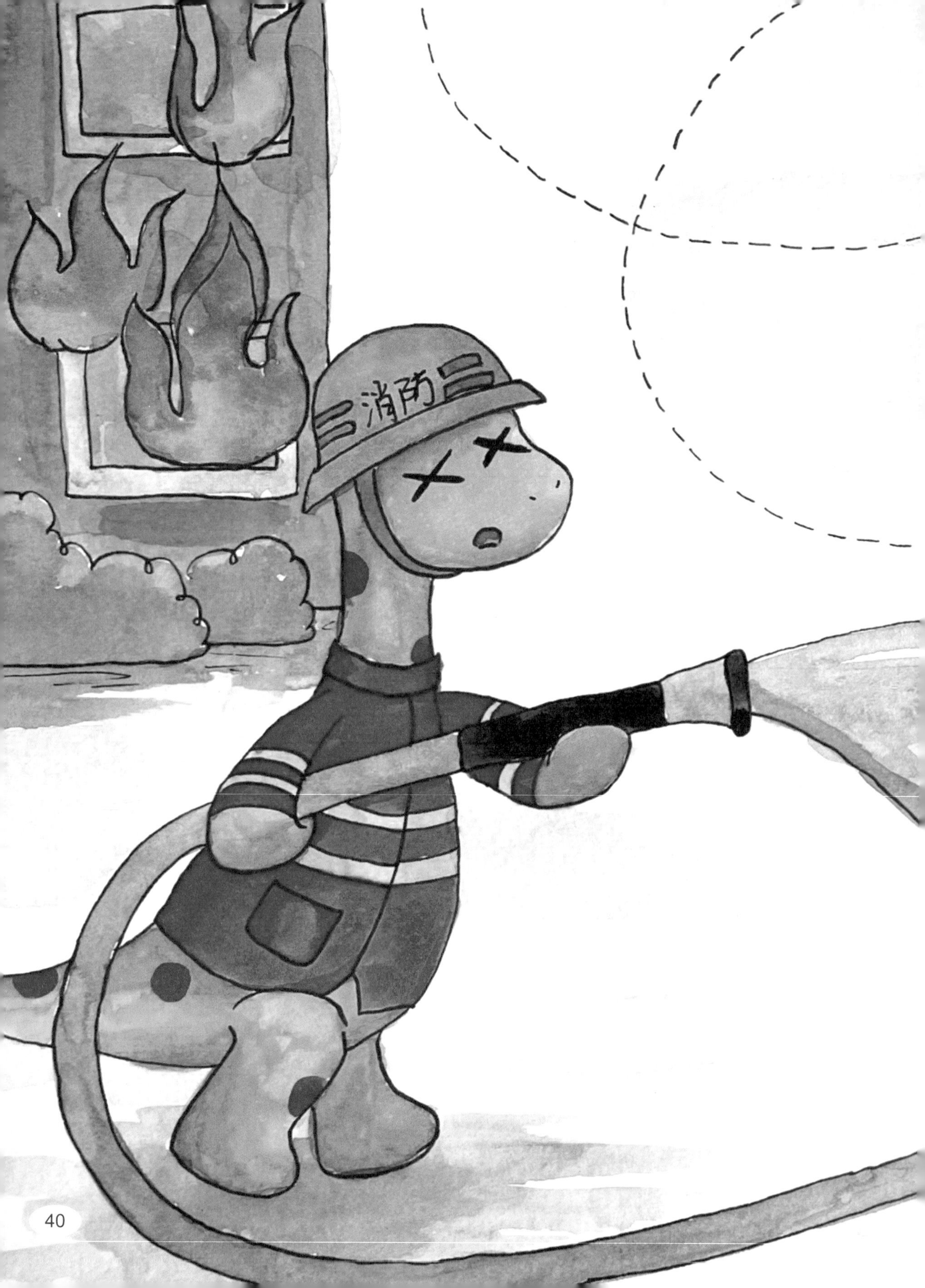
消防

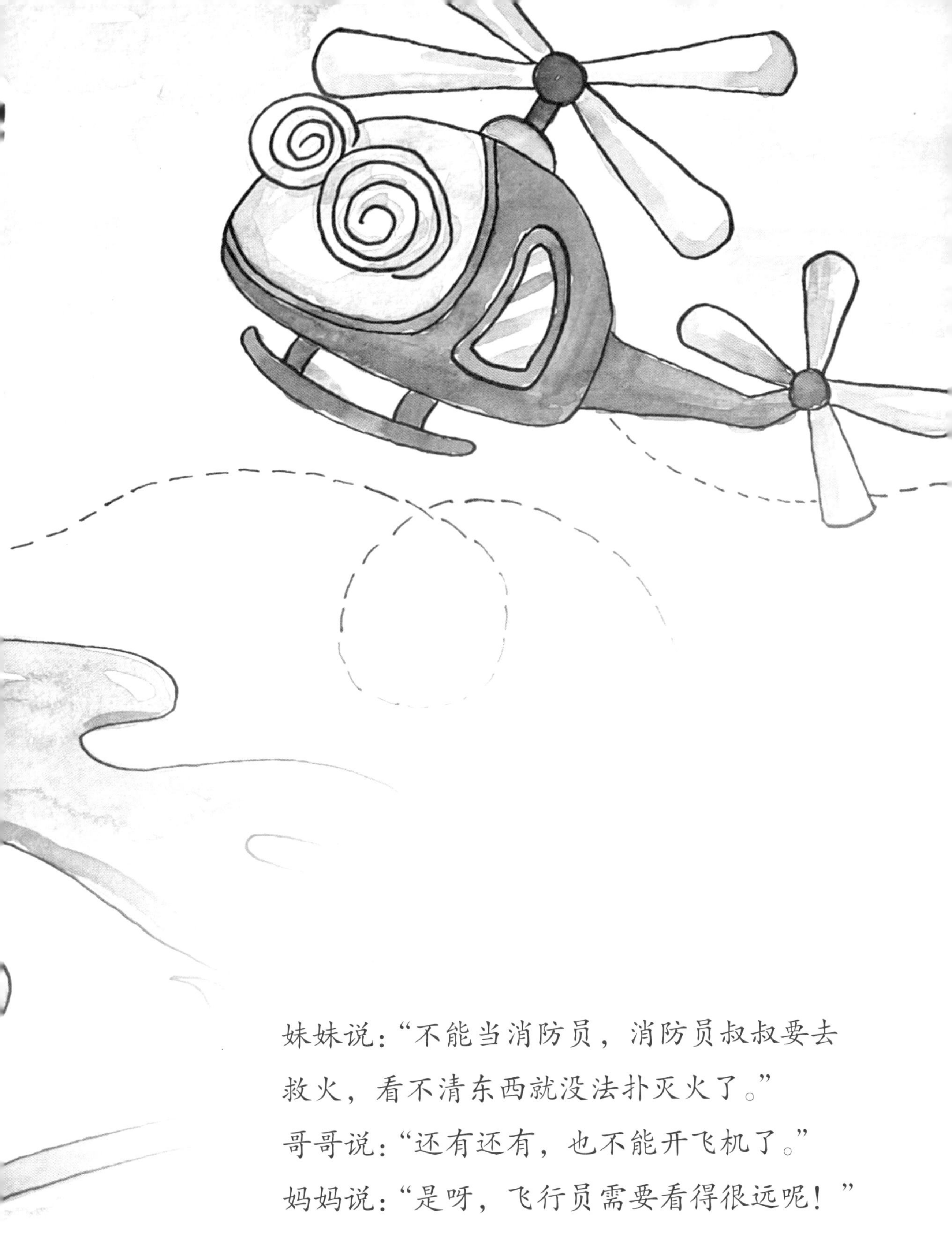

妹妹说：“不能当消防员，消防员叔叔要去救火，看不清东西就没法扑灭火了。”

哥哥说：“还有还有，也不能开飞机了。”

妈妈说：“是呀，飞行员需要看得很远呢！”

妹妹说:“视力不好也不能当警察!”

爸爸说:“是呀,如果都看不清眼前的东西,他还怎么抓小偷呢?”

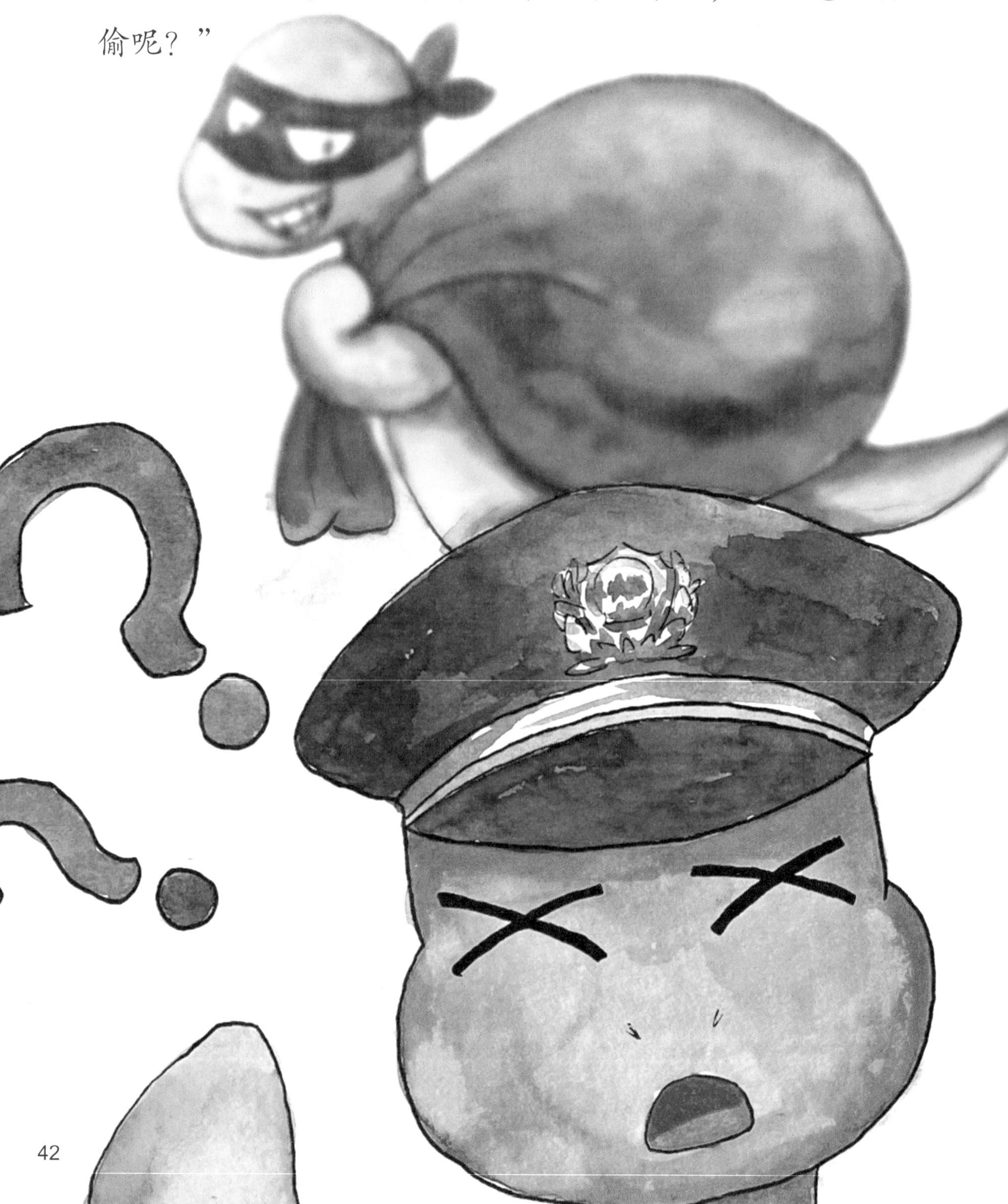

哥哥说：“嗯嗯，戴眼镜容易受伤，不方便运动。我做梦都梦到了，吓死我了！”

爸爸说：“是呀是呀，你不是喜欢踢球嘛，戴眼镜踢球可不是很安全哦！”

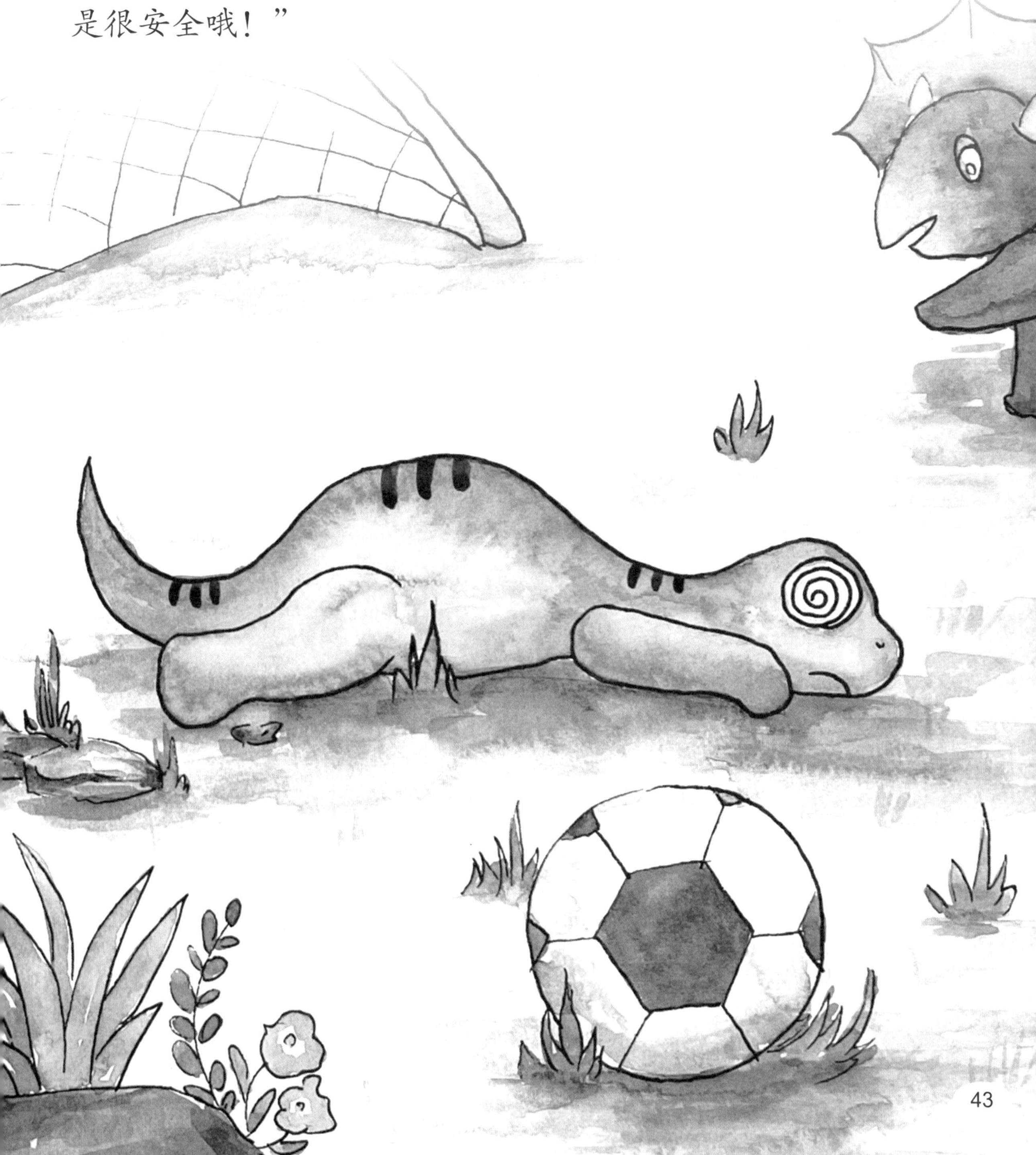

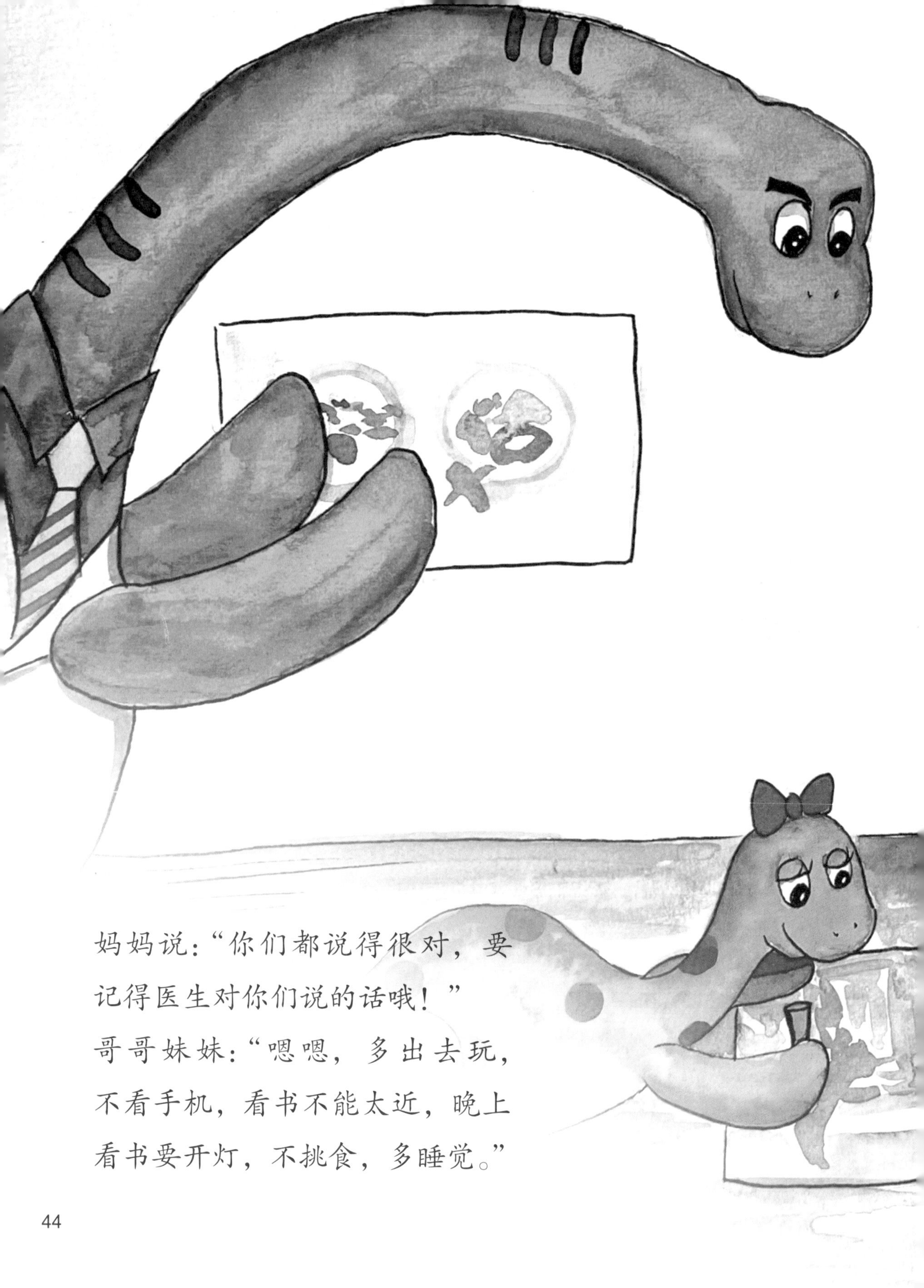

妈妈说："你们都说得很对，要记得医生对你们说的话哦！"

哥哥妹妹："嗯嗯，多出去玩，不看手机，看书不能太近，晚上看书要开灯，不挑食，多睡觉。"

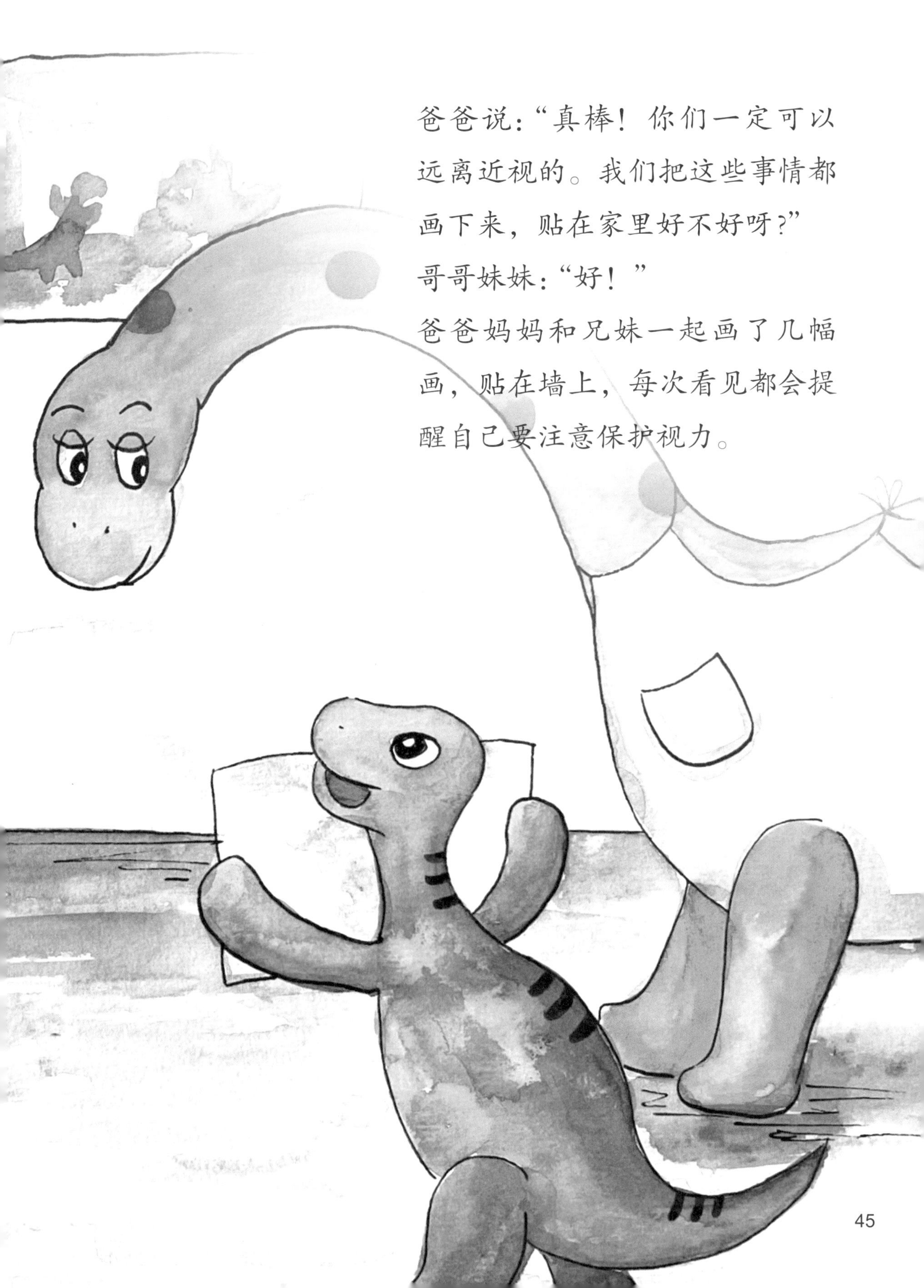

爸爸说:“真棒！你们一定可以远离近视的。我们把这些事情都画下来，贴在家里好不好呀?”

哥哥妹妹:“好！”

爸爸妈妈和兄妹一起画了几幅画，贴在墙上，每次看见都会提醒自己要注意保护视力。

科普小贴士

（写给家长的话）

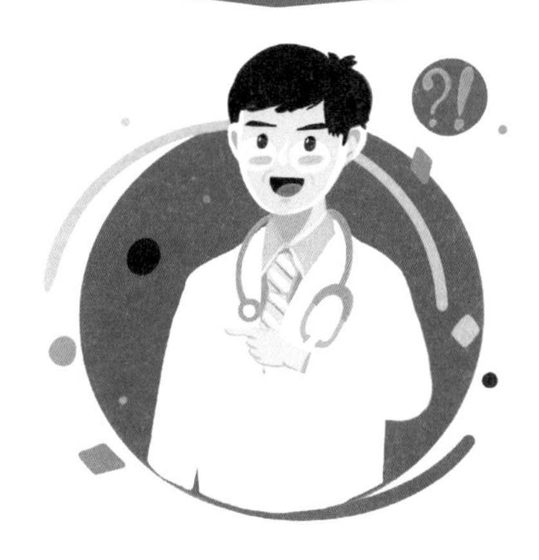

- 家长应该重视预防孩子近视，重点是早点带孩子上医院做正规检查，建议3～6岁要建立屈光档案。
- 了解孩子的远视储备，明确近视预防的起点，监测近视发展的趋势。
- 预防近视最好的方法是户外活动，建议每天2小时。
- 近距离用眼过度是发生近视的高危因素，要端正读写姿势，做到“一拳、一尺、一寸”。
- 近距离用眼20分钟后，应该向6米外远眺，至少20秒。
- 手机、平板电脑尽量不要用，需要使用时建议投屏。
- 近距离用眼时，周边环境要明亮，大灯和台灯都要打开。
- 每个孩子都是个性化的，如果真的近视了，就要到医院做正规治疗哦！